文經家庭文庫
C226

整形 整心

心美 形美，人生因而完美

資深整形醫師 **曹賜斌** | 資深媒體人 **胡宗鳳**
合著

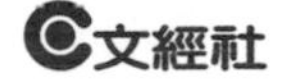

目次 Contents

PART 2 談美容整形的正確心態

PART 3 專業醫師教妳的六堂課

陳昱瑞

現任 長庚決策委員會主任委員
長庚醫院長庚大學 教授

曹賜斌醫師，師承羅慧夫院長及加拿大孟若醫師，是我的同門師弟，我們在長庚整形外科共事多年。在曹醫師擔任高雄長庚整形外科主任的十年間，為高長整外（高雄長庚紀念醫院整形外科）奠定了深厚的基礎。在台灣整形外科醫學會及台灣美容外科醫學會，我們曾經為整形美容外科的學術提升、技術推廣、住院醫師訓練及民眾的教育有熱烈的討論、計劃及推動，常深夜還互通電話。

曹院長的整形美容學識淵博、手術高超不在話下，他為人正直、個性幽默、做事熱心，讓人覺得他總是精力充沛。他特別愛鄉土，也憂心憂國、仗義執言，常有正面熱誠的建議，同仁及學會會員都獲益良多。

多年來曹醫師勤於寫作，除了專業論文外，常為文發表在報章雜誌，介紹整形美容的新技術、新概念、新設備及材料，而且苦口婆心教育民眾：美容整形要慎選醫師，最好「貨比三家」，確認是「整形專科」醫師，不要操之過急、不要求美心切、不要太固執，不為「悅己者」容，而是為「己悅者」容。

整形美容後確實讓人更有自信、更有競爭力，最重要的是美容整形之後，心地能更美、人生更美好。30多年來曹醫師醫人無數，深深了解就醫者的心思意念，曹醫師不僅「整形」更要「整心」。

曹醫師與胡宗鳳記者共同撰述18位素人真實整形故事，個個叮嚀大家要有正確的看法，我們可以經過改變心態與思維，或藉改變容貌形象，變成更積極更正向，因而間接改變命運。此書具有整形美容專業教育的功能，更兼具提昇精神層次的心靈療癒之用，本人樂為此序。

推薦序 2

黃素娟

現任 台灣經濟日報社長

記者是說故事的人。好記者懂得尋找好故事，還能夠把好故事說得好看、說得精準。

宗鳳是資深且優秀的記者，在聯合報二十六年期間，始終熱情敬業，對聯合報的讀者盡職的扮演「說故事」的角色，曾獲頒許多重要的新聞獎，也多次得到報社模範記者、傑出記者的榮耀，受到社內社外一致的肯定。

大高雄地區，有名的綜合醫院很多，也匯聚許多醫界菁英，是地方醫藥記者採訪的重要據點。宗鳳進入聯合報後，在高雄縣主跑文教新聞，接著換跑醫藥衛生，長期經營兩條線上的人、事，獲得採訪對象信任，積累相當豐厚。

宗鳳擅長刻劃人物，當年她採訪中研院院士陳省身的一篇報導，刊登在台灣新聞報上，引起聯合報主管的重視，推荐她參加聯合報地方中心考試，通過筆試口試獲得錄用。

如今由擅長採寫人物的她，與曹賜斌醫師共同出版《整形整心》，依整型手術的不同類型，歸納曹醫師整型美容的臨床個案，寫出十八個生動的故事；每則故事之後，還有「醫師的叮嚀」及「Q＆A」。

內容兼具理性與感性、知識與趣味、精準與可讀，讓讀者從有血有肉的故事中，建立對美容整形的正確心態，並能輕輕鬆鬆的吸收實用精確的醫美知識。

這是另類說故事的方式。宗鳳以老記者說故事的火候，讓人看得津津有味；相信對美容整型有興趣的讀者，入此書寶山，一定不虛此行。

陳明庭

現任 財團法人陳明庭血管瘤基金會董事長

我是曹賜斌的入門老師，在西元一九七六年時，他沒有當上兵，亦即服役被打下來的時候，正是沒有頭路，我又剛好離開馬偕醫院流浪，要轉進國泰醫院的空檔，他便來跟著我，在馬偕醫院對面的仁光醫院打游擊，當助手。我們就如此結緣，而也因此使他開始對整形外科有濃厚的興趣。後來，他跟著我到國泰醫院當外科住院醫師三年，爾後因為我又轉院到台大醫院，所以他就進入長庚醫院，繼續攻整形外科的住院醫師，完成整形外科專科醫師的歷程。

他非常認真、誠懇、樂於學習，尤其是對人及事都是真誠以待，嚴守醫德。是一位難能可貴的好徒弟。碰到難題也常常來請教，是屬於一個謙卑的好醫師。

今天他寫這一本書，主要的目標還是放在社會現實面來討論美容，除了整型美容實際的成果外，病患要如何做好心理建設的問題，在現在美容整形多樣化的時代裡，由大的手術到小的微整形都是討論的重點，病人對醫師的選擇、對手術方式的選擇及心理上的準備都須面面俱到，才有辦法得到醫師及病人雙方的雙贏局面。

此書以舉例和故事的方式鋪陳，讓病人對美容整形可以得到更進一步的深入了解，是一本非常有用的參考書籍。想要接受美容手術的男女老幼，開卷有益，大家不妨以更開放的眼光來針對美容再做一個深深的省思。

推薦序4

蔡培村

現任　國立高雄師範大學校長

宗鳳是資深記者，曾採訪過文教、醫藥、衛生、環保、勞工、府會等新聞，如今擔任聯合報高雄市採訪組召集人，主跑黨政新聞；身為記者已相當忙碌，但宗鳳仍能利用公餘之暇完成著作，實在不容易，也為她感到高興。

時下談整形美容的專業書籍很多，但《整形整心》這本書卻能不落俗套，透過十八篇真人真事的故事，來剖析整形者想整形的心境與原由，並透過幽默的插圖讓人發出會心的微笑，甚至誘人回味再三。

整形美容在現代已經是流行的詞彙，很多女性都希望通過整形美容改變自身形象，使面貌煥然一新，增加社交魅力；然而也自媒體報導得知有不少黑心整形手術，導致不少女性美容不成變毀容的慘劇，如何在整形美容前獲得正確的概念也就變得很重要。

本書希望透過醫學美容權威曹賜斌醫師豐富的臨床經驗，以及良好的醫德，來闡述整形手術的正確觀念，再加上每篇故事後的「貼心叮嚀」及「Q&A」，相信將能有助讀者更清楚認知整形的意義。

宗鳳為了使讀者瞭解整形美容的實質涵義，特別以採訪、並且用說故事的方式，呈現每個案例的心路歷程，期望將專業醫療與美麗人生結合串成真實的報導，個人相信讀者會更能瞭解與體認其中「美」的意義。

在此以宗鳳師長的立場來推薦兩名作者的《整形整心》，深信以他們專業的結合所著述的書籍，不僅能讓讀者增長知識，也能對於時下流行整形的議題有較為正確的看法與論證。

楊弘敦

現任　國立中山大學校長
中華民國國立大學校院協會理事長

曹賜斌醫師為本校第8屆EMBA校友，是一位優秀、傑出的美容整形外科醫師。曹醫師以自身專業，長期投入民眾美容整形教育活動，常於報章雜誌發表公益衛教相關文章，介紹美容新知，提倡正確美容整形觀念，對南臺灣美容整形界有重大貢獻，令人感佩。

人類對於「美」的追求，一向不遺餘力，然而什麼是美，卻是見人見智。有人覺得小孩的童顏很美，也有人認為長者滿臉皺紋的笑容最美。以往眼睛要有雙眼皮才是王道，現在有丹鳳眼的模特兒才是出脫、有特色。就像曹醫師書中提到，跟隨潮流，一般大眾常盲目追求外在的美容整形，卻鮮少探究內在的心境及緣由。所謂「貌由心生 心隨境轉」，即是「整形」後的「整心」是矣。

《整形整心》一書是曹賜斌醫師的第三本書，書中結合了曹醫師行醫30餘年豐富的真實臨床案例，及資深記者，現任聯合報採訪組召集人胡宗鳳小姐的生花妙筆，以說故事的方式，深入淺出的介紹美容整形新知，並深入了解整形背後的心靈故事，生動活潑，精彩易讀，相信本書將如預期，會獲得熱烈的迴響與熱心的回饋。本書圖文並茂，淺顯易懂，是一本值得推薦閱讀的好書。

林靜芸

現任　聯合整形外科診所院長
台大醫院整形外科兼任主治醫師

感謝曹院長要我寫序，因而有機會仔細閱讀本書，讀了幾遍後，愈看愈喜歡，因為：

一、本書很另類的跳出傳統整形的思考，例如第一個故事描述全身整形的女人，最後失去了婚姻，點出女為悅己者容的迷思，第二篇警告整形可能成癮。曹院長的經歷豐富，他處理過太多病人，以病人觀點講出一則又一則的心靈故事。

二、許多人想整形，有的人希望一次做所有部位；有的人希望階段式行動，以往的文章較少觸及這方面的議題，本書系統性的列出哪種美容可以合併，哪種不適合，替消費者省了許多猶疑與徬徨。

三、如果只有曹院長寫書，讀起來肯定生澀，但是共同執筆人黃宗鳳小姐以記者的背景，新聞報導的手法，讓整本書有趣，好讀，而且能增長知識。

四、坊間美容整形的書太多，這本書介紹各種整形，把醫學會網站，醫師網站，術前注意，手術內容，術後叮嚀完整編排，消費者看過這本書，可以說入門美容外科了。

五、書中每篇文章中的漫畫，篇篇佳作，趣味性非常高，保證讓人回味無窮。

六、曹院長在整形外科界無論學識、技術都是大老，我最欽佩的是他堅忍，執著的精神，他的特色在本書中充分展現，讀本書是很好的學習。

七、近年來整形美容蔚為風潮，想了解來龍去脈，醫師，病人及家屬互動，可以從本書中找到答案。

作為曹院長的老友，我要恭禧他出版了一本值得閱讀的「好書」。

PART

1

整形前，先整心

「女為悅己者容」，愛美一直都是女人的天性，
近幾年來，醫美診所一間間應運而生，連男生也趨之若鶩，
到底整形好不好呢？越漂亮就會越幸福嗎？
其實整形確實可以增加自尊、自信心，只是，你真的準備好了嗎？
這個篇章是 18 個真實的故事（名字為虛構），看看裡面是不是也有你呢？

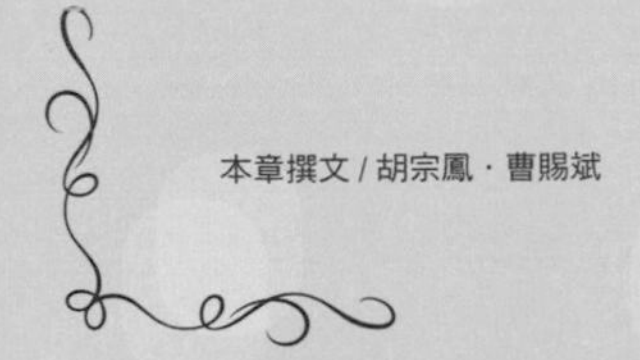

本章撰文 / 胡宗鳳．曹賜斌

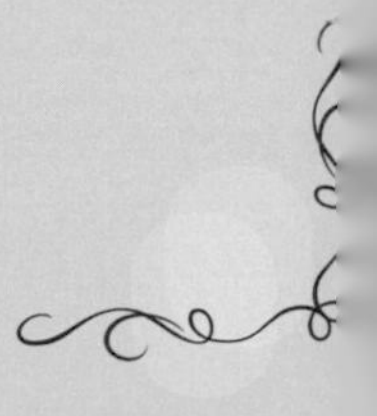

STORY

01

女為悅己者容

頂著企業家夫人頭銜的淑卿，並沒有因此而感到喜悅，反而因為先生的事業越做越大，心裡的壓力也日益沈重。近年來，先生帶著她應酬的次數明顯減少，偶然一次參加宴會，也等得不耐煩，老是嫌她化妝的速度過慢，甚至譏諷卸妝後的她有如「廢墟」，讓她難過不已。

淑卿的年齡還不到四十歲，而且皮膚白皙，身材豐腴，氣質也很典雅，頗有貴夫人的架勢，就外人來看，她已很完美。先生日益發福的身材，以及原就生成一幅少年老成的面貌，夫妻倆走在一起時，大家總說是淑卿顯得年輕又好看。

有一次，在企業家夫人聚會的場合，好友惠美告訴她，再美麗的女人，年過卅五歲也都像快凋謝的花，沒有整修是不行的。惠美還說，男人都是食色性，無法忍受家裡有一個黃臉婆，說著說著，倆人相約去整形美容及減肥，準備「重塑」一個新我」。

三個月後的淑卿，不但有了腰身，也因割了雙眼皮，眼睛變得又大又明亮，化妝時不再苦於貼眼膠帶，連帶地節省不少化妝時間。不過因為減肥，原有豐潤的雙頰，凹陷下去，皮膚也鬆垮下垂，此外乳房也變得比較小，讓她不得不再回去整形外科醫師那兒，注射玻尿酸、肉毒桿菌素、自體脂肪等填補臉龐，及隆乳，前前後後花了不少錢。

如今的淑卿，就像是換了一個人，姊妹淘都驚訝她變得又年輕、又美麗，淑卿也有了自信，穿著越來越時髦，任何名牌新款一到必先通知她去試裝、購買。她想，現今的她，走在路上，常是男人離不開的目光焦點，真不知羡煞多少女人！先生一定是更愛她了。

可是淑卿卻發現，先生還是一樣不愛帶她出去應酬，而且在一次口角衝突後，先生竟然指責她太重視外表，不該偷偷地去整形美容，讓朋友誤以為他老婆有了二心，讓淑卿聽了無法置信。幾次解釋下來，先生仍然不相信淑卿整形美容，都是為了挽回婚姻，夫妻也因此爭吵次數增多，逐漸貌合神離。先生回家的時間也越來越晚，她也不甘示弱，比照辦理。幾天前，人在美國的先生突然打了一通越洋電話給她，竟是要談離婚的事，淑卿欲哭無淚，只是不禁抬頭望天，幽幽地吐出了一句話：「難道我做錯了嗎？」

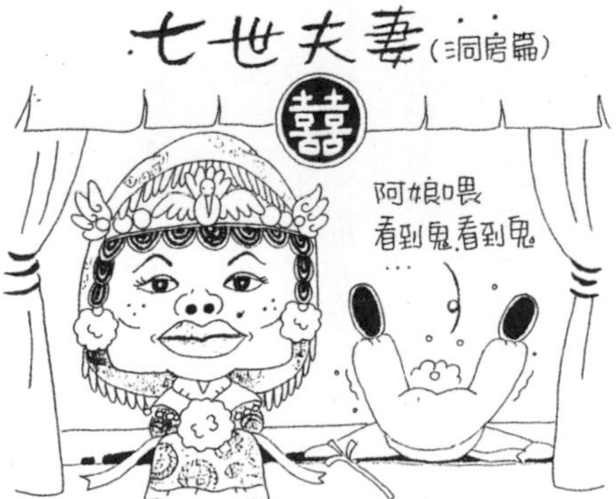

醫師的叮嚀

藉由整形美容找回自信，或增強信心，這是有意義的事。但是淑卿就像一些先生有了外遇的女人一般，未先去正視婚姻的問題所在，就盲目的相信能藉由整形美容來找回失去的愛情，而當原先的期望幻滅後，就回頭來怪罪自己，甚至認為婚姻破裂與整形美容有關。

以前的人總愛說：「女為悅己者容」，意思是指女人會為愛她的人裝扮自己，以求取悅另一半。但現代的女性，多半擁有很好的學歷及事業，個性或經濟亦較獨立，不須取悅男人才能獲得或維護婚姻，裝扮自己是為了犒賞自己、維護自信，並使她所愛的人欣喜，故現今應該倒過來說是「女為己悅者容」。淑卿偷偷地去整形美容，原是為了取悅丈夫，給丈夫驚喜，未料卻造成夫妻間的誤會，道理即在此。

再說，夫妻原是一體的，就因為彼此的喜歡，才會結合在一起；淑卿改變自己，重塑了另一個「她」，卻未讓丈夫參與，丈夫的感受自然不好，甚至會懷疑如果連改變身體的事都能瞞著丈夫，還有什麼不能瞞的呢？難怪丈夫對淑卿有了猜疑心。

淑卿是因要給丈夫一個驚喜，而未事前告知丈夫有關整形美容的事；有些婦女則是擔憂丈夫反對，才瞞著丈夫。事實上，根據臨床經驗顯示，越來越多的男人能接受另一半去整形美容，有些先生的態度是「雖不會欣然同意、但不會反對」會尊重太太身體的自主權。畢竟夫妻間事先告知是尊重對方的表現，淑卿的丈夫無法接受太太整形、美容的事實，說穿了就是「未受到尊重」。

微整形注射Q&A

施打肉毒桿菌素或玻尿酸，效果上有什麼差別？停止施打後，皮膚是否會回復原狀或比原未施打前更差？

A 肉毒桿菌素主要改善皮膚表情性動態皺紋，如魚尾笑紋、抬頭皺紋、眉間苦紋等，效果可維持四到六個月。若是以肉毒桿菌素注射提拉臉部，效果則可維持三至六個月；而玻尿酸則是針對靜態的皺紋及凹陷的組織來做注射填補治療，效果維持為半年至一年半左右。此二種治療方式均需重覆施打，就能持續其效果，若不持續注射後，則會慢慢恢復原狀，但並不會比施打前差。

明顯法令紋，讓人感覺嚴肅，如何改善？

A 「法令紋明顯」治療方式如下：

1 拉臉皮手術：適用於中重度法令紋變深者，手術時間約四至五個小時，屬全身麻醉手術，效果可維持五至十年。

2 玻尿酸注射填平術：屬於非手術性之注射治療，治療時間約二十分鐘，可維持半年至一年半，效果立竿見影，術後只需冰敷五至十分鐘即可，半小時後無瘀腫等尷尬現象。

臉頰凹陷後，有什麼方式可以豐頰？ 持久性為多久？

A 臉頰凹陷可以用玻尿酸或自體脂肪注射微整形的方式來改善。玻尿酸注射持久度較短，平均約半年至一年半後會完全吸收掉，需再次重複注射；自體脂肪注射則可永久存活，但有部份脂肪會被人體吸收（被吸收率因人而異），故需待手術後三個月脂肪不再被吸收後，才能確實評估。一般而言，約有五成左右的脂肪會被吸收。

臉部皮膚鬆弛時，施打肉毒桿菌素或玻尿酸是否可獲得改善？

A 臉部皮膚鬆弛是指沒有刻意做臉部表情時，皮膚就會出現皺紋，甚至下垂的外觀。臉部皮膚鬆弛的治療方式依症狀適合的選擇如下：

1 換膚療程：適合有靜態紋但無下垂者。

2 玻尿酸或肉毒桿菌素注射拉提：適合輕度下垂者。

3 手術拉皮：適合中、重度鬆弛下垂者。

STORY 02

整形成癮的美虹

「你要像美國搖滾明星麥克傑克森一樣嗎？」美虹聽到姊姊這麼說，嚇了一跳。美虹反問姊姊一句：「我會這樣嗎？」麥克傑克森被看成是整形上癮的人。美虹心想，怎麼可能整形會讓人上癮呢？如果沒有必要，誰又願意花錢去多挨一刀呢？美虹自我解釋後，認定麥克傑克森只是跟她一樣很愛美就是了。

「我的臉絕對不能老」美虹對著鏡子喃喃自語著，也仔細端詳了五官是否對稱；心想眼皮開多少刀，都沒有關係，重要的是兩邊要對稱，眼尾也不可以下垂。她的眼睛、鼻子、耳朵、下巴、脖子、胸部、腹部、臀部、大腿、小腿，都整形過了，但自己照鏡子，還是覺得不夠美。

有一次逛街，美虹碰到大學同窗俊英，熱情地上前打招呼，對方竟然一副不認識她的樣子，讓她感到生氣。稍後，俊英知道她是美虹後，大叫一聲：「怎麼一點都不像？」，更讓她有些不快。不過俊英隨後對她讚美有加，還一再強調從來不知道她是這麼地美！倒也讓她釋懷了。

大學時，美虹就對俊英很有好感，也來往過一陣子。當天倆人熱絡地寒暄，一起喝咖啡、看電影。深夜，俊英送美虹回家，倆人就情不自禁地在車上相擁、熱吻起來，俊英將手伸到美虹的胸部，美虹好似觸電般，硬是將俊英推開，連說了好幾句：「不可以」。俊英以為美虹是害羞、保守，也就不再堅持。

回家後，美虹邊沖澡、邊對著鏡子端詳自己的乳房，她覺得上次隆乳後，效果不是很好。兩邊有些不對稱，而且一邊稍嫌小了些。心想：「俊英看到我的乳房，還會愛我嗎？」美虹決定明天一早，就打電話跟整形醫師預約手術時間。

醫師的叮嚀

美虹四十歲不到，但從割雙眼皮到隆乳，幾乎所有整形手術都己做過了，卻仍覺得自己「不夠美」。後來更是變本加厲，只要臉上出現一條皺紋，就迫不及待要除皺。美虹就是整形成癮的人，其實隱藏著心理層面的問題。

目前國內三、四十歲接受整形美容的婦女很多，其中有不少是自從接受第一刀（通常是割雙眼皮）美容後，即「迷」上整形美容，且樂此不疲；這些人非常願意嘗試新的整形美容科技，但也始終對於整形美容的結果不夠滿意。

有些婦女因面臨中年危機，感嘆青春不再，期望藉由整形美容醫術找回失去的青春；也有些婦女是因遭受到婚姻失敗的打擊，想藉由整形美容找回自信，開闢第二春。

其實這些婦女有必要在接受整形美容手術前，先接受精神科醫師的心理諮商，以了解自己整形美容的目的，究竟是因為真的覺得自己醜，造成自尊心不足的心理問題？抑或是受到社會整形美容風氣影響，以為不接受整形美容，就跟不上時代？或是因情緒遭受到打擊，進而否定自我的一種表現？

整形成癮的人，通常代表他自我信心不足，或隱藏有其他社會心理問題。這就如同「醜陋恐懼症」或「慮病症」的患者一般，所謂全身都醜或都是病的感受，追根究柢都是「心病」；與其整形美容，不如找出真正的問題癥結、對症下藥，因此唯有整形美容外科醫師與精神科醫師聯手合作，才能讓整形成癮的人得到真正的根治與解脫。

隆乳手術 Q&A

目前的隆乳手術在乳房剝離空間時，是否會發生剝離太多或太少後遺症的問題，各手術的缺點為何？

A 目前隆乳手術方式可分為：

1 傳統隆乳手術：意指經由腋下，使用一般手術器械施行肌肉下隆乳術，其剝離空間較不精準、出血量較多，故需裝引流管引流殘血。

2 內視鏡隆乳術：以內視鏡及電腦螢幕進行手術剝離，而非直視下手術，故可能會有視覺死角，甚而造成皮膚剝破之風險，且手術時間較長，器械進出較多，易提昇細菌感染而造成包膜攣縮之機會。此外，價錢較高（因內視鏡儀器投資設備費昂貴）亦是其缺點之一。

3 乳暈筋膜下隆乳術：可在直視下精準進行空間剝離及止血，手術時間短，不需複雜之內視鏡儀器，故細菌感染之機會低，且刀痕在乳暈邊緣，相較於腋下時，更不易被察覺。它唯一的缺點為，理論上經由乳房切口，恐易使乳腺內正常細菌跑到義乳袋空間造成感染，但實際上國內外論文報告，發覺其感染率幾近為零，故應為安全且療效最佳，又最不會腫、痛之隆乳法。

植入人體乳房中的果凍矽膠如果不慎破掉，會造成什麼傷害？

A 果凍矽膠材質為果凍狀並非液態狀矽膠，如果不慎破掉，並不會四處滲移。而果凍矽膠義乳袋植入後，人體會產生包膜包裹此義乳袋，所以就算是果凍矽膠破損，滲出的矽膠亦只會留在此包膜內，不會傷害乳房或人體。

身體檢查照胸部X光時，果凍矽膠是否會阻擋住肺部？

A 果凍矽膠不會阻檔胸腔X光之穿透，故照射胸部X光時，仍然可以清楚看見肺部，不影響做X光檢查。

乳癌的發生，與隆乳手術是否有相關性？

A 隆乳手術是將義乳用手術方法植入乳房底層，將乳房墊高，達到隆挺的美化效果。因義乳並非放在乳房組織裡面，而是其下層，故不會破壞乳房，進而影響乳房的正常生理機能，或刺激乳房組織而致癌。

體型較瘦者，隆乳後是否會摸得到義乳？

A 身體較瘦的人做隆乳手術時，專業的醫師會特別注意，術後是否會摸得到義乳袋的問題。一般而言，對體型瘦及A罩杯者只要將義乳袋植入正確的位置（肌肉下）及選擇大小合身的義乳袋，應可避免觸感不佳的問題。

隆乳的術後按摩療程一次時間是多久？

A 胸部按摩療程應於手術後第五天開始，每次時間約五十分鐘，持續進行約三至六個月，且每天須至少一次的胸部按摩治療。最初三個月內，最好可以每天接受醫學美療師按摩一次，並結合在家執行自我按摩，以確保隆乳術後胸部柔軟的美麗效果能持續長久。

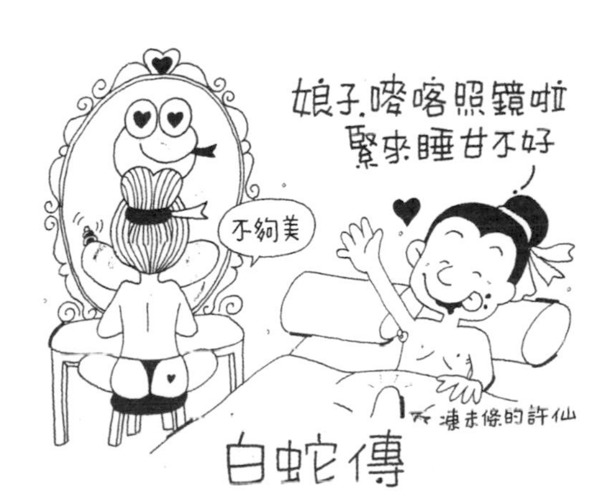

STORY

03

支持老婆去隆乳

如果一定要找形容詞來描述林先生這近半年來的心情，應該只有八個字，那就是「戒慎恐懼、如履薄冰」。

在林太太上手術台半個月前的夜裡，曾在林先生耳邊提到，最近在媒體上看到隆乳技術的先進，未來應該也能把自己的胸部隆凸起來，並詢問林先生的看法，林先生竟不假思索地答應，還鼓勵她立刻蒐集資訊與電話諮詢，林太太馬上露出微笑，大概是滿意先生答應得如此爽快吧！隔天晚上林先生自問，為何會支持老婆的「挺胸」計劃，他給自己的回答是：「因為我愛她，我不希望她對自己的身材有任何的遺憾，所以決定支持她，並且陪她走這一趟極具冒險的行程」。

手術那天，林先生懷著忐忑不安的心，牽著老婆的手，陪她來到整形外科診所，在與醫師做最後一次的溝通後，目送她走進手術室，剎那間感覺自己似乎在進行一場世紀大豪賭，如果贏了，可消除老婆對身材缺陷的遺憾，讓她更有信心；輸了，就將是一場漫長修整與復健的日子。這對林太太到底是愛還是害？

手術在兩個多小時後結束，幸好醫師走出開刀房說的第一句話是：「一切順利！」讓林先生大大的鬆了一口氣，接下來的三天，林先生早中晚都會協助老婆做簡單的傷口換藥，再以彈性繃帶纏繞包紮，壓迫、保護隆乳後的乳房，不敢有絲毫的偷懶與怠慢。為了能讓林太太安心休養，手術後家中的一切家務及孩子的照料都暫時由林先生接手，這也讓他能深深體會到老婆平日操持家務的繁忙，並藉此機會學習分擔，也讓家庭的氛圍更加和諧及甜蜜。

手術後第五天開始乳房按摩，林先生依照醫師與醫學美療師的指導，每日早、晚二次熱敷與按摩。除了細心研讀醫師給的乳房術後照顧須知外，亦不斷揣摩按摩技巧，深怕會因為不夠專業而有所疏漏；甚至常在洗碗時拿著圓形的碗公練習，也買了大饅頭嘗試施力的輕重，這樣瘋狂的投入，出發點只有一個，就是希望林太太的隆乳計劃能完美實現。所以對醫師及醫學美療師交付的任務，除了百分百的執行，同時也不停給予老婆精神上的鼓勵。

後來滿月回診時，醫師說狀況相當良好，當晚，夫妻倆高興的回家開香檳酒慶賀，這是手術後感到最輕鬆的一刻，術後三個月，醫師與醫學美療師會同評定乳房狀況良好，按摩次數也可降為兩日一次。現在林太太每天都昂首挺胸、充滿自信，林先生覺得：「太太是他生命裡一件完美的藝術品！」

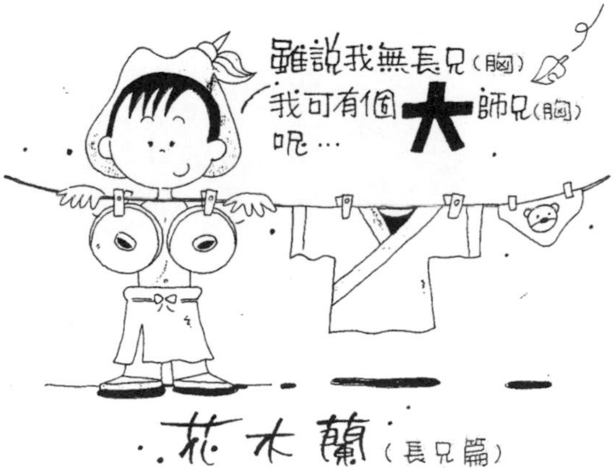

醫師的叮嚀

許多愛美族們會有個錯誤的觀念，以為隆乳後乳房就會永遠自然好看，其實美麗的背後，努力按摩才是隱藏的功臣。一般而言，隆乳術後第五天起，人體的防衛機制就會開始動工，製造一層纖維包膜，將植入的外來物（義乳袋）包裹起來，目的在將義乳袋與周圍乳房組織及胸腔壁隔絕開來，以保護我們的身體不受外來義乳的侵害。此包膜會因為纖維包膜的不停動工製造而越來越厚，且纖維包膜會有疤痕攣縮的特性，導致包膜變厚且攣縮變緊，因而使乳房逐漸變硬及變形。

為了避免這種隆乳後乳房變硬及變形的問題發生，最好的方法就是在術後第五天左右，等瘀腫大致消退後，每天開始勤勞做乳房按摩，避免包膜變厚及攣縮變形。此按摩需做三至六個月之久，也可由專業醫學美療師負責按摩，初期一天做一次，每次一小時左右，同時，患者家屬亦須在家再做一次；二個月後乳房柔軟度穩定時，可改為美療師按摩二天一次，做到六個月為止。按摩治療工作應由醫學美療師來執行並配合自我居家按摩，其中居家按摩建議讓枕邊人代勞，一來可以讓其有治療參與感；二來枕邊人力道較大，按摩的效果較佳；三來可以增加兩人間的「臨床」情趣，達到「相搓兩不厭」的妙境。

隆乳後乳房按摩Q&A

給想要隆乳女生的叮嚀？

A 乳房手術是一種安全、可逆性的手術，當愛美者多年後想要拿除義乳袋，也可以利用小手術從腋下或乳暈周圍將義乳袋取出，就可恢復未手術前的原樣，也就是說，隆乳手術不會造成乳房的傷害。掌握下列三點事項，更安全且具保障:

1 尋求專業醫師進行隆乳手術：手術的施行需由合格整形外科專科醫師執行，全身麻醉則由麻醉專科醫師執行。

2 避免不正確的隆乳方式：如小針隆乳是藉由打矽膠豐胸，雖然一開始很好看，但矽膠會產生組織反應，乳房就會產生紅、腫、熱、痛、變硬、變形及扭曲的情況，所以還是要選擇目前國際醫學會公認的最佳方法，也就是植入義乳袋隆乳來達到效果。而自體脂肪注射隆乳，因有翹立度欠佳、無法一次手術到位、費用較高、不慎注入乳腺會傷及乳房等問題，故國際正統整形外科醫界對此術式仍採保留觀望態度

3 預防術後併發症：

(1) 胸罩及束胸帶合併使用一至二週，可以讓義乳袋固定在正確的位置。

(2) 乳房持續按摩六個月，可以減少乳房變硬及包膜攣縮的併發症。

坊間診所強調其施行的隆乳手術不用按摩，這和手術方式有關嗎？

A 以目前隆乳手術來說，多採用光滑面義乳袋植入的方式，不管是肌肉下、筋膜下，或乳暈下隆乳，或內視鏡隆乳，術後的胸部按摩皆是必要的，除非是採用粗糙面義乳袋植入，或用自體脂肪注射隆乳，則不需要按摩。而且按摩的次數及時間，對於隆乳術後防止乳房因包膜攣縮而產生之變硬、變形後遺症有絕對的關係；根據臨床統計資料，隆乳術後有接受胸部按摩者，產生包膜攣縮機率只有 10%，而未接受按摩者，發生包膜攣縮的機率高達 67%，故隆乳術後接受胸部按摩治療是非常重要的，而且由受過專業訓練的醫學美療師來執行更具良效。

請問分娩後是否可立即做隆乳手術？

A 為避免乳汁分泌未完全結束，而影響術後傷口癒合，因此在術前可先讓婦產科醫師做泌乳激素血中濃度檢測，確定乳汁分泌已完全結束，再由整形外科專科醫師進行隆乳手術。

STORY 04

拋開胸前的重擔

有天早上秀雲翻開報紙，突然瞥見一則男性女乳症的醫療報導，內容指出男性乳房過大，可藉由整形美容外科手術縮乳，當下她心想自己的情形是不是也可以比照辦理？

秀雲從初經來潮後，乳房就不斷地長大，十八歲時就很豐滿了，沒想到過了青春期，乳房仍不停地「發育」，形成胸前的重擔，每每動作稍快了些就「波濤洶湧」，而更要命的是，常引來異樣的眼光，讓她苦惱不已。

懷孕後，乳房更是大的離譜，所以秀雲在分娩後，終於忍不住求助於整形外科醫師，而且把收集剪下來的報導拿給醫師看，她想做縮乳手術改善這令她苦惱的問題，讓秀雲喜出望外的是，醫師根本不須她多費唇舌，就了解她要的是什麼。與醫師談過後，秀雲有了信心，隔天就催促醫師安排手術時間。

一個月後，剛坐完月子的秀雲就進了手術室，那天體貼的老公也不等她開口，主動向公司請了假陪她接受縮乳手術，手術過程的時間比她預估的還長，但她一直都充滿著信心，一點也不害怕。

手術後，秀雲胸前的大石頭突然不見了，頓感輕鬆、歡喜不已。不過歡喜沒多久，秀雲卻發現術後的疤痕並不如預期隨著傷口好轉而變小或淡化，痕跡仍依稀清楚的印在乳房上，讓秀雲不免後悔沒有聽從醫師的建議，定期回診參與疤痕照顧的療程，於是趕緊連繫回診時間，尋求解決方式。

醫師說明其疤痕需做疤痕照顧，並清楚講解接下來疤痕的變化與照護方式，在醫師的照護下，五個月後疤痕逐漸淡去，乳房外型也越顯好看了。

包大人！冤枉啊！木瓜不是我偷的...
哇！
哇！
是他
這個嗎？
包
包青天（木瓜奇案）

醫師的叮嚀

「胸前偉大」不見得是好事。在一些媒體及影藝人員帶動下，很多年

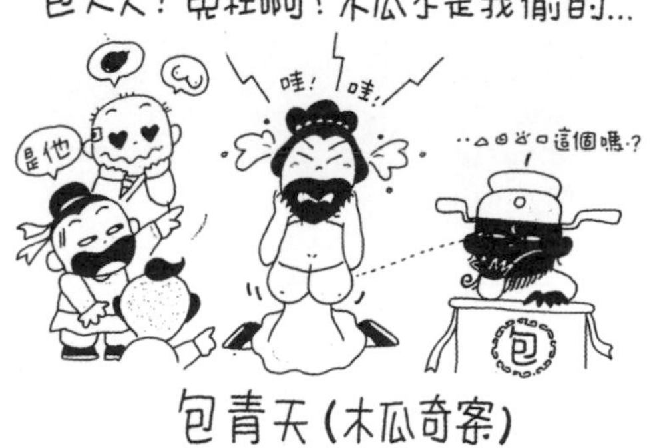

輕女孩都以為乳房要越大越好，最好能讓人有窒息的感覺。其實大胸脯的女性，往往都有說不出口的痛苦，胸前沈重的負擔，使得運動或輕裝外出時，常成為周遭人注目的焦點，常讓她們尷尬不已。

乳房的大小，應以整體勻稱感為主，尤其與身材比例對稱，才能產生美感。很多個頭瘦小的女生，接受隆乳手術前，都不問醫師的看法，一來就要求醫師做出D罩杯，甚至E、F罩杯的都有，還以為做得越大越划算呢！

縮乳手術因傷口較大，故術後的疤痕照顧，應避免疤痕增生所產生的凸、寬疤，當疤痕增生明顯時，可採消疤針的治療或修疤手術來改善。

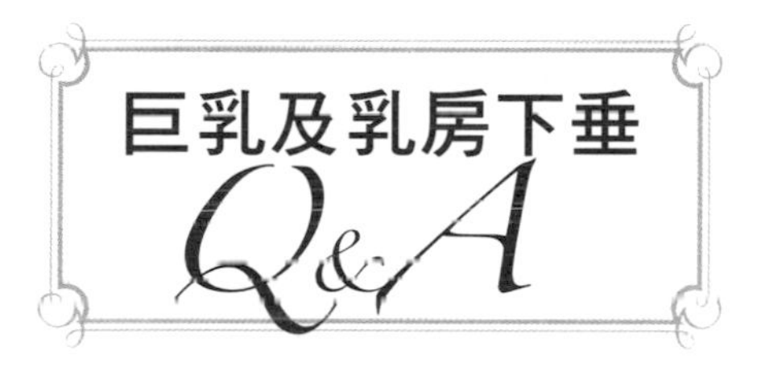

要如何避免胸部下垂？

A **1 減肥勿太快：**因突然減肥會導致萎縮性乳房下垂，平均一個月減重勿超過４公斤為安全範圍。

2 平時要穿胸罩：尤其是運動時，以防止地心引力往下拉造成乳房下垂，但睡覺時則不穿胸罩較好。

3 運動或擴胸運動：可強化胸部周圍肌肉及韌帶，身體及乳腺組織韌帶健康，乳房就不易下垂鬆弛。

4 勿打退奶針：當產後脹奶時，可用擠奶器將乳汁擠出，放入冰箱儲存即可，而且母乳是嬰兒最完美的營養品。

有哪些情況會造成胸部下垂，下垂後要如何治療？

A 乳房下垂依型態可以分為三類，一旦乳房下垂就必須依嚴重度以手術改善。

1 單純性乳房下垂：又稱為老化性乳房下垂，是指乳房大小正常，隨著年紀老化，導致皮膚太過鬆弛而下垂。治療方式是把乳房吊高，也就是把乳頭及乳暈往上移位，讓乳房組織移高，再將乳房多餘的皮膚切除，之後縫合圈緊乳暈，就可以把乳房提高。

2 萎縮性乳房下垂：又稱假性乳房下垂，是指乳房尺寸萎縮且鬆弛下垂，通常是因為生產後打退奶針，或體重變很瘦所導致，也就是民間所稱的「布袋奶」。輕度者，可以直接以隆乳手術改善萎縮及下垂；重度者，則需以乳房吊高術搭配隆乳手術。

3 巨乳性乳房下垂：是指乳房過度發育肥大，導致重力下垂，必須經由縮乳手術來達到整體改善以及巨乳過重的不適應症。

如何將胸部變小？一次可以縮小幾個罩杯？

A 將胸部變小的方式，要經由縮乳手術才能改善，此手術的作法與巨乳症程度有關。一般來說，如果是輕度巨乳症（Ｅ罩杯）可施行抽脂手術，將乳房周圍多餘的脂肪抽出，即可變成好看的Ｄ罩杯；中度的巨乳症（Ｆ罩杯）採用環型或Ｙ型縮乳術，是在乳暈周圍做環型切開，將皮膚及皮膚下的乳腺組織切除，並將傷口做環型或Ｙ型縫合起來；至於重度的巨乳症（Ｇ罩杯），則是採用倒Ｔ字型傳統縮乳術，手術方式是在乳暈周圍做兩個環型切開，並合併在乳房下方採倒Ｔ字型切開，將皮膚及皮膚下的乳腺組織、脂肪切除，所以臨床常會在胸部上留有一條倒「Ｔ」字型的刀痕。

一次縮乳手術約可縮小二至三個罩杯，實際要縮小幾個罩杯，須由醫師依個案的術前及術後希望乳房之大小尺寸，經評估後再做決定。

STORY 05

未婚女孩的大草莓

66年次的雅慧，素來健談，但藏在內心的秘密，始終沒有人知道，即使在與閨中密友談天說地時也總是小心翼翼的，絕對不會洩露半點口風。

「秘密」來自於雅慧一對異常的乳頭，她從初經來潮後，就一直有乳頭較大的奇特現象，隨著年齡增長，乳頭也愈來愈大，顏色也比較暗沉，沒穿胸罩時就會感到不自在。有一回電視上的第四台正在播放乳暈漂白劑的廣告，雅慧仔細再仔細的看了示範演出的女性乳頭，從此更加認定女性的乳頭應該是小巧粉嫩的，也不禁為自己的大乳頭而感到自卑。

「雅慧，大學畢業也好多年了，你怎麼不趕快交個男朋友，都沒有遇到喜歡的嗎？」雅慧覺得母親每次問到這件事時，都會連著試探的口吻，追根究底想探查原因，總讓她尷尬的不知如何閃避話題。

「交男朋友後，不就要結婚了嗎？萬一，被老公發現了秘密，豈不羞死人呢！說不定老公還會嫌棄她！」雅慧心裡越想越煩惱，愈想愈心酸，淚水又不知不覺中掉了下來……。

好..好大....
哦不...好...
好美!
♥美人計之天衣無縫計
畫：利用貂蟬過長的乳頭裝置暗器誘色咪咪的董卓..嘿..嘿...嘿....
貂蟬之美人計

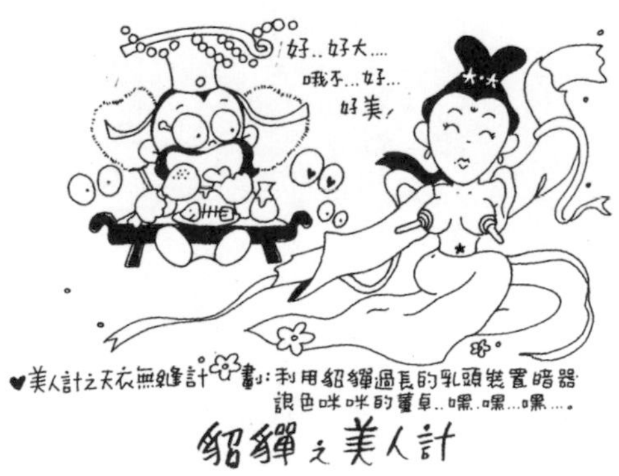

醫師的叮嚀

未婚女子的乳頭過大，通常是來自母系的遺傳，過去的女性不會在意，或者說沒有這方面的問題。現今媒體發達，電視上第四台廣告更是充斥著似是而非的論調，譬如說豐胸廣告，就有很多地方誇大不實，其中強調乳頭是要小巧粉嫩才是正常，更是違背事實。偏偏相信的女性特別多，或者像雅慧般的未婚女子，往往感到擔憂、自卑。

其實乳頭過大與否，常流於主觀的判斷，只要不是大到非常明顯都屬正常，不需要過度在意，更不需為此感到自卑。整形美容的醫術越來越精進，現今的乳頭整形術，已經可以將過長的乳頭縮短，或將過大的乳頭縮小，安全又幾乎不留疤，可以單獨施行或是與隆乳手術一併施行，以達到畫龍點睛的佳效，雅慧可以藉由與整形醫師的諮詢來衡量是否有必要接受乳頭整形手術。

另外，站在醫師立場，建議已經有男友，或者老公的女性朋友，如果你很在乎對方是否介意你的乳頭大小，最好先與對方溝通清楚，達成美的共識後，再來整形，才不易衍生出共識不良或對方感覺不受尊重的憾事發生。

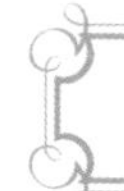

乳頭及乳暈整形 Q&A

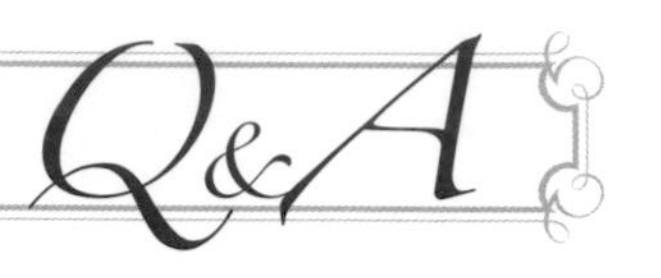

乳暈縮小手術做完後，開刀處會出現皺皺、縫合的痕跡嗎？

A 乳暈縮小手術就是要修除過大的乳暈，手術時會呈現兩個圓圈（外圓及內圓）的刀口，之後將兩者縫合為一，術後會出現小籠包樣皺皺的外觀，此為暫時性的，術後三至六個月內會慢慢自然散平，期間可用美容貼紙或胸貼貼住，預防疤痕增生。如果乳暈太大，乳暈縮小手術有可能要分兩階段才能達到理想的大小，避免因一次切除過多乳暈勉強縫合後，而造成傷口癒合不良及疤痕明顯。

有沒有什麼方法可以讓乳暈顏色變淡？市面上所販售的美白商品是否有效？

A 以醫師的專業立場提醒大家，這些快速的漂白產品多少都具有化學酸鹼腐蝕成分，長期使用反而會造成該部位對皮膚的傷害，臨床上就有不少因不當使用標示不清的漂白產品，造成該部位的皮膚變得敏感、紅腫甚至潰爛的案例發生，有些產品剛開始用因為有漂白功能，看起來有效，但傷害皮膚後，可能日後色素沉澱更嚴重，造成乳暈更黑。

乳頭、乳暈及陰唇的顏色，大部分和體質及遺傳有關。還有懷孕也會導致乳暈、乳頭有變黑現象，在生完小孩後，黑色素荷爾蒙就會逐漸退減而自然變淡。

乳頭過長要如何治療？

A 可把乳頭頸部過長的皮膚做圈帶狀的切除，只拿掉外圍的皮膚組織，內區之乳腺及神經組織皆不碰及，再將上下切口縫合，即可縮短乳頭，又不會傷害乳頭內部的乳腺及神經，所以仍然可以餵奶，且敏感度亦正常。

乳頭過大要如何治療？

A 將乳頭以切蛋糕的方式，採三角形形狀，切除過大乳頭組織，再將邊緣縫合就可縮小乳頭。但是，三角形狀切除法不能因求好心切，就想一次變成很小的乳頭，而割除過多的乳頭組織，否則很容易會傷到乳腺而造成術後乳汁滲漏，或傷及乳頭血液循環而造成乳頭壞死。

是否可以利用手術一次解決乳房大小和乳頭過大或過長問題？

A 可以，兩個問題可以一起做，達成畫龍點睛佳效，一舉兩得，解決乳房所有問題，只是事前和醫師的溝通要做好，以免和你的期待有落差。

STORY 06

實現夢想的臉形改造

愛華，旁人眼中其實是個長得有些其貌不揚的女孩，但奇怪的是，愛華總覺得自己是個「大美人」，也一天到晚掛在嘴邊，常引來周遭的人側目，也因此愛華的人緣一直不好。

目前單身的愛華，雖然沒有出色的五官，但因為皮膚白，個性敢秀，例如天氣還不太炎熱時就開始穿著露背裝，秀出白皙的手臂、背部及胸部，加上講話嗲聲嗲氣，因此追求者還是很多；只是愛華覺得這些追求者的條件都不夠好。

其實愛華的身材還算均勻，但五官長得不算端正，譬如臉太方、顴骨又高，低低的鼻樑上常架著一付深度近視眼鏡。另外，又因眉眼相距太近，又是單眼皮，以及太陽穴深凹，整個臉部有點像骷髏頭，命理上可說是既無面相又無色相。

其實，人前極力打扮自己的愛華，對於自己的長相也心知肚明，但因為過於自卑，造成不敢面對事實的真相。而且愛華有種很不好的習慣，處在一群女性中，常為了怕別人批評她的外貌，而先發奪人先批評別人的長相，這種藉著傷害別人來求自保的心態，也是她於女性同儕中沒有人緣的主因。

早在上大學前，愛華就偷偷去割了雙眼皮，但不知怎麼回事，並沒有割得很成功，如果每天沒在眼皮上細心貼上人工膠帶，眼睛看起來就還是單眼皮。後來工作賺了錢，還也跑去隆鼻，將鼻樑墊高很多。整體來看，現今的她已比上大學時來得好看。

她深知之前的整形手術未能讓她躋身於美人行列，與臉形有絕大的關係，因此想要變得更漂亮，除非能將寬臉及顴骨高突藉由臉形改造，雕塑成鵝蛋臉或瓜子臉，才會予人脫胎換骨的感受，呈現醜小鴨變天鵝的差異。

醫師的叮嚀

自古到今「以貌取人」的現象一直很常見，有著一張端正俊秀臉龐的人，被認為無論求職、交友或人際關係都占有極大優勢。但臉形改造茲事體大，大改造後再後悔就難以再恢復了。

改造一張臉後，確實可能有脫胎換骨的效果，不僅個人的面相完全不同，還有周遭朋友、事業對象等，都必須對其重新認知、適應。若這些心理調適未能順利穩當，勢必會影響到手術的完整成效，甚至影響當事人往後的前途。因此，有心想做臉形改造的人，在術前準備及變臉後所造成的心理、社會新適應等，都應充份瞭解，估算自己能否能理性去面對並應付外人所給予的評價，才能安排手術，否則就必須在手術前與手術醫師充份溝通，必要時得會診身心科專家，做好心理準備及輔導工作，如此才能得到身心皆健全的美化改造。至於手術風險方面更須有所瞭解，雖然目前臉形改造術在整形外科領域來看，早已隨著顱顏整形外科朝向美容外科領域延伸成為世界性潮流，然而以醫者立場來看，這種手術仍是屬於較高難度及較高風險的一種，若不慎傷到顏面神經，或者兩邊削骨不對稱周全，都易留有破相或不勻稱的遺憾，故宜找顱顏整形專家施行手術較為安全。

目前適用於改造手術的臉形，包括：戽斗臉、方形臉、顴骨高突、方形臉（國字臉）、臉形歪斜、暴牙嘴形、下巴後縮或短小、彎月臉等。其中「國字臉」，可先採用肉毒桿菌素注射治療，若無明顯效果再進行臉形改造手術。

臉型改造Q&A

暴牙嘴型該找牙科醫師整嗎？和整形外科醫師有關嗎？

A 暴牙嘴型不只是和牙齒有關而已，關鍵在牙床骨，因牙床骨頭暴突，使得接連的牙齒因而暴突。一般齒顎矯正牙科醫師只能矯正牙齒，但不能治療牙床暴突的問題，所以輕度的暴牙，齒顎矯正牙科的醫師可以利用戴牙套把牙齒扳正，但如果中度或重度的暴牙，就必須要用整形手術把牙床骨頭切開把牙床骨扳正後，才能徹底矯正暴牙的問題，所以暴牙嘴型是一項結合整形外科和齒顎矯正牙科醫師的手術。（齒顎矯正牙科醫師做手術前後牙齒排列的矯正，整形外科醫師做牙床骨扳正的手術工程。）

我姓梅名女未婚
大家都叫我...
大醜女
恐龍妹
美女
..0204等你哦
潘安
飛鴿傳書(e妹兒)

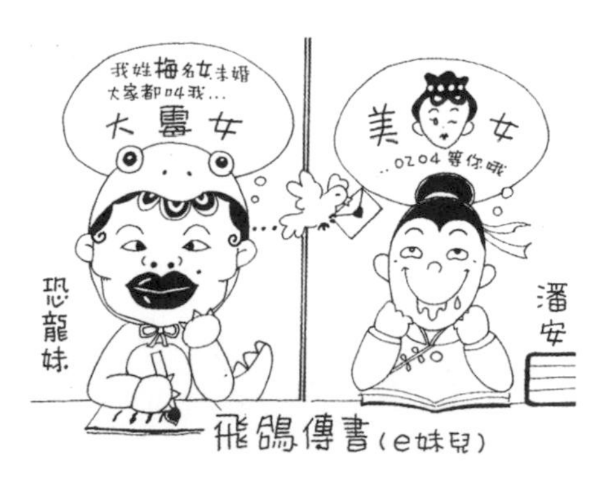

顴骨高突的治療方式？

A 顴骨分顴骨體（正面看）和顴骨弓（側面看），若是顴骨體高，可從嘴巴內進行手術，用磨骨器把顴骨體磨平；如果是顴骨弓太高的話，單從嘴巴裡面手術會因為看不見顴骨弓高突的部位，所以必須從顳邊的頭皮切開剝離到顴骨弓處，再將顴骨弓切開後壓平，最後再用骨釘、骨板做內固定，這樣顴骨才會達到變平的效果，手術同時會將顳邊的皮膚往上拉皮，讓術後皮膚平順，而不會鬆弛下垂，傷口是藏在頭髮裡面，外觀看不太出來。

國字臉的治療方式為何？

A 一般的國字臉可分為肌肉型及骨骼型兩類。肌肉型者，可經由注射肉毒桿菌素治療，沒有傷口、不留疤痕；骨骼型者或少部份無法用肉毒桿菌素注射達成目標者，則須考慮進行削骨手術，以嘴巴內開或皮膚外開的方式，將太方正的骨頭消除一部分，以達到外形圓順之目的。

STORY 07

愛女心切卻造成整形惡夢

14歲的小春，功課好，人緣也好，很得老師的疼愛。但令她奇怪的是，不管她怎麼去討媽媽的歡心，媽媽總是會嫌她不聽話，很不得媽媽歡心。其實媽媽不喜歡她，她也知道原因在哪。

小春的母親社經地位很高，小春又是長女，自小家裡對她的要求就很高，媽媽管教她尤其嚴格，都已經上了國中，還須由媽媽打理她的穿著，有時候她想跟同學一樣，穿件時髦的露肚臍裝，但因媽媽反對而只好作罷。不論媽媽怎麼管她，小春都知道媽媽是為她好，並不會在意，直到有一天，媽媽竟然當著好友佩瑄而前說她長得醜，讓她很傷心。那天，媽媽說：「全家人都有漂亮的雙眼皮，就她遺傳到祖母的單眼皮，看了就讓人生氣」，媽媽還嫌她「戽斗」，老是想強迫她整形。

今年暑假，小春原計畫與好朋友一起去加拿大渡假，媽媽不但反對，還下了一道命令，非要小春利用暑假做眼皮整形手術，而且若情況允許，連下巴都要整形。小春一想到，就全身氣得發抖，但又不知怎麼辦才好？

什麼，母后要我去整形...
有那麼嚴重嗎？
母后英明
太平公主

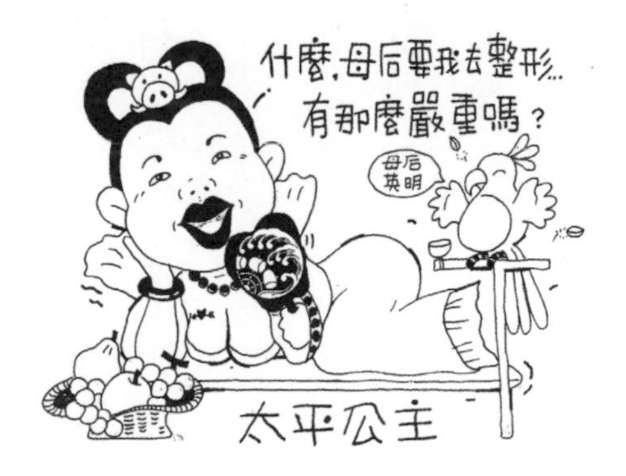

醫師的叮嚀

近年來，應父母要求前來接受整形美容的青少年的確越來越多，其中不乏國中女生就要求隆乳、抽脂的案例；但在青春期未成年前隆乳或抽脂的整形者須注意，效果可能適得其反，反會抑制乳房或身材將來的發育。為人父母想去「雕塑」未成年兒女的外貌，是件危險及不明智之事。

現代人越來越重視外表，期望藉由整形美容來改造外表者眾多，但就專業醫師的立場，並非「有刀必開」。青春期的少男、少女前來整形美容，必須先與其溝通，了解整形的動機，如果不是出於自己意願，勢必將演變成親子衝突。

雖說近年來國人發育情況越來越好，不少十四至十六歲的女孩，就已出落得亭亭玉立，但必須等身心自然成熟後，才適合藉由整形美容手術來改造臉型或「雕塑」身軀，否則可能會阻礙身體發育，因小而失大，而且術後的效果也有可能適得其反。

有一個案例就是因為在身體發育還未完全時就接受隆乳手術，結果幾年過後，案主發現隆乳後乳房仍持續發育增大，造成她身體不堪負荷，因而求助醫師取出義乳袋，取出後卻發現乳房因受義乳的長期壓迫而變形與皺垂，讓這名女了悔不當初。

整臉改造手術Q&A

短下巴要如何治療？

Ⓐ 下巴短小分為輕度和重度，兩者治療方法不一樣。輕度的下巴短小或後縮，可以在下巴處墊人工下巴骨，使下巴有增長、增出的效果；中度或重度，則需把下巴的骨頭做橫向切開，再往下或是往前挪至適當位置，之後以鈦合金製成的骨釘及骨板做內固定，就可達到下巴增長、增出且自然好看的效果，刀口藏在口腔內，故從外面看不見傷口。

戽斗臉型的治療方式？

Ⓐ 輕微的戽斗可以請矯正牙科醫師利用牙齒排列矯正技術矯治，屬於非手術性的治療，但較明顯的戽斗臉型（指整個下顎骨發育太旺盛，導致下顎往前或是歪斜的，手術方式是從下顎骨體切開，將下顎挪後並移正，再用鈦合金骨釘及骨板做內固定，因為手術是在嘴巴內兩邊進行手術，所以外觀上看不到切口。

東方人常做的臉型改造的項目有哪些？

Ⓐ 東方人與西方人的臉型相較下顴骨較凸，臉型亦較為方正，尤其韓國人為甚，故韓國做臉部整形美容手術亦較為普及。韓國人常見的臉型改造手術項目，是將顴骨削平及國字臉削成瓜子臉等兩種；而台灣則是除了以上兩種臉型改造手術之外，尚有暴牙嘴型矯治、戽斗臉型（下巴過長）改善，以及下巴後縮短小拉出、拉長等。

想要做臉型的改造，一定要等到成年嗎？

Ⓐ 依年齡而言男生十八歲、女生十六歲，臉部骨頭發育完整時，才可以進行臉型改造手術。因為如果在臉部骨架發育還未定型時，就進行臉型改造手術，之後就有可能還需要再進行第二次手術；所以待臉部骨頭發育完整後才能整形，這樣改造後的臉型才不會因發育而有所變動，以至於須做到第二次調整手術。

STORY 08

產後胖胖女變塑身女郎

「毀了、毀了」慧萍攬鏡自照後，不禁擔憂著。一年多前，從整形外科診所抽脂成功後，慧萍就下決心再也不要胖回去，而醫師也警告過她，很多抽脂後的女人，因為不節制飲食，不到半年時間，就復胖回原來的樣子。

才二十歲的慧萍，是一個孩子的媽，但乍看到她的人，都還以為她將近四十歲了，站在保養好的五十歲的婦女前也常被比下去，其實，身高一百六十五公分的慧萍，未婚時的體重從未超過四十七公斤，輕盈的體態曾羨煞不少女性。

慧萍是屬於產後發胖的體質，生完孩子後，體重就直線上升，身材完全走了樣，尤其是下半身的大腿內外側及連接臀部、腹部的腰圍一帶，更是臃腫難看，產後不久，老公就很殘忍的稱她是「大象」。

她決定利用抽脂來減肥，一走進整形外科診所，醫師就知道她的來意，但卻要求她先減五公斤再來抽脂；慧萍很不客氣的說，若能減肥就不必來抽脂了。可是醫師不理她，只淡淡表示：「太胖了，是沒有辦法抽脂的」。

慧萍約經過半年的時間才減下五公斤，這期間也曾冒險服用了一些來路不明的減肥藥，一度因心悸而被送往醫院急診。好不容易減下五公斤的當天，即迫不及待前往診所約定了抽脂時間。「都是老公害的」慧萍哀怨的向醫師說著，抽脂過後，加上運動與飲食的節制，慧萍真的慢慢的回復到年輕時的曼妙身材了，但半年前因上班的公司倒閉，老公也面臨工廠裁員的危機，這雙重的壓力，讓她又開始暴飲暴食，等到有所警覺時為時已晚，又回到了抽脂前的身材。

如今老公決定接受老闆指派調往大陸的工作，慧萍也將於半年後隨之前往大陸定居；慧萍期望能利用這段在台期間恢復身材，老公也表態支持。這一次慧萍將接受新式的「三合一」抽脂術，不但抽得多又均勻，而且還能在抽脂後帶動減肥。

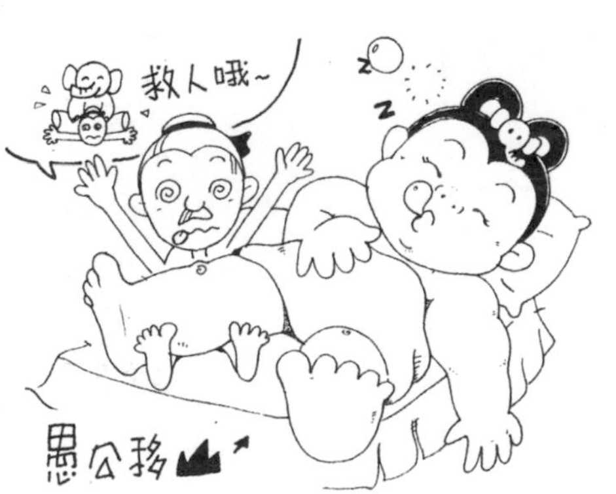

醫師的叮嚀

抽脂手術主要是針對局部肥胖者，的確可以較快看到成效，畢竟靠飲食控制、運動等正統減肥方式來達到局部塑身效果是有限的，而且較費時。

抽脂是很安全的手術，是各醫院及整形外科診所的常規手術，而且不需要住院。因為抽脂而致命的案例，在國內外都很罕見（機率約為萬分之二），導致致命原因主要有兩點：一是麻醉失當；二是手術後產生的脂肪栓塞症候群，但若有麻醉專科醫師負責麻醉，整形外科專科醫師負責抽脂，通力合作，臨床上，將有助於降低手術風險及術後脂肪栓塞症候群併發症發生的機率。因此為了保障抽脂安全性，想進行抽脂手術的朋友務必要找整形外科專科醫師抽脂，且要向整形外科醫師堅持要聘用麻醉專科醫師擔任麻醉，現在很多整形醫師的麻醉師都是兼職外聘的，這一點也要事先詢問清楚，以免事後有糾紛。

手術抽脂量最好不要超過 5000c.c. 的安全上限，以免提升併發症發生機率。如果一次沒辦法達到滿意的效果，可以要求醫師間隔三～六個月再做第二次抽脂手術。至於手術後可能會有皮膚呈現波紋、硬痛的過渡期，此過渡期大約持續三個月。應求治於醫學美療師的美療推脂專業按摩，一週兩次，為期三個月，就能安全過關、亮麗塑身。

抽脂手術一個月後可預見80%的手術效果，兩個月後可預見90%的手術效果，三個月後可預見100%的手術效果，之後，只要能維持平穩不升的體重，則術後的療效就可長期保持，即使體重稍增，新增的脂肪也會平均分布於全身，不會只堆積於抽脂施行的部位，也就是說，局部性的肥胖便可因此獲得根治性的改善。

抽脂雖然可以讓妳在短期內不需以挨餓、流汗等方式，達到曲線雕塑的目的，但不代表抽脂後就可以開始放縱自己、暴飲暴食或懶散不運動，因為這麼一來還是有可能讓殘存的脂肪細胞無限肥大，難逃「復胖」的下場，所以在面對抽脂後的體態維持問題時，需要比一般人花更多的恆心與毅力，同時建議盡量食用較低熱量的食物，並搭配規律運動來保持良好的效果。

此外，抽脂不等於減肥，但可促進脂肪代謝速率，且抽脂後良效可使愛美者激發「保固」動能，故抽脂可以帶動減肥。所以對胖子而言，可先採抽脂手術，把局部多餘的脂肪抽掉，使體態稍呈輕盈，這樣可以促使他激發起減肥會成功及願意開始運動的念頭，就會自我實施飲食控制及運動、如此雙管齊下，就能提高瘦身兼塑身的佳效。

抽脂塑身手術Q&A

抽脂手術的年齡層大約多在幾歲？

A 進行抽脂手術大多是三十～四十歲女性，但近半年來，二十多歲的女性愛美族也越來越多。這些女性普遍有局部肥胖的問題，尤其是生產過的產婦因為新陳代謝變得緩慢，容易產生脂肪堆積在局部（諸如：腹、腰、臀）的部位。

抽脂後的術後照護為何？

A 手術後需連續穿著彈性束衣（褲）三週，尤其是手術後一週內，除了洗澡之外，必須二十四小時穿著；手術後前三天冰敷，第四天起開始熱敷一週，如此即可減少抽脂部位的瘀腫。術後第五天起，可開始接受醫學美療師的推脂按摩，一週兩次，連續三個月，以預防及改善凹凸不平的外觀。術後七天抽吸針孔拆線後，則須做疤痕照護，預防疤痕產生。

如果一次要減二十公斤，透過抽脂手術是否需要分階段？

A 抽脂手術是採全身麻醉方式進行，每次手術抽出的脂肪量最好以5000c.c.為上限，抽脂手術是針對身體局部性肥胖及曲線做雕塑，如果目標是減重二十公斤，一次抽脂手術雖只能減重三～五公斤左右，但若能配合術後適當運動、控制飲食，委請心理專家防治心因性肥胖等，約略六～十二個月左右，應會健康的把體重降低到二十公斤左右的。

「全方位三合一抽脂術」方法為何？

A 其方法是指在手術時，先注射含藥之生理食鹽水至脂肪層，再利用體外超聲波儀器讓脂肪經超聲波振動後軟化，同時與打入抽脂部位的生理食鹽水融合，使脂肪組織更柔軟蓬鬆而容易抽出，之後用超高頻振動抽脂管抽吸脂肪，術後再利用推脂按摩避免肌膚凹凸不平的三合一合併療法。

STORY

09

手心會流淚的女人

外型較實際年齡來得成熟的珍珍，比同學幸運的是，大學一畢業就能謀到一份工作，個性雖然內向，但氣質與談吐不俗，追求她的人也很多。珍珍有一個要好的男朋友，不過倆人相處的方式很保守，連手牽手的機會都很少。珍珍迄今仍然有在手心裡握一條手帕的習慣，每當男友要牽她的手，手帕總是橫梗中間，倆人交往有一段時間了，至今還未論及婚嫁。

目前珍珍是在一家外商公司工作，外語能力及做事效率深獲老闆肯定，不過珍珍有一個現象，倒也令老闆困惑；珍珍每次做事後，就會留下一攤濕答答的印痕水漬，面對客戶時，也都以鞠躬來代替握手，有時會讓外國客戶感到不解。後來，老闆知道珍珍是因手汗症的緣故，便勸珍珍手術處理，但未被接受。

手汗症自小伴隨珍珍長大，一直是珍珍的困擾，青春期時，珍珍的手汗問題更是特別嚴重，常常在搭公車上學時，握著車頂吊環的手，不一會兒就像下雨般，不停地滴滴答答，等到車子到了學校，周遭的人看她的眼神都好似她是個精神病患，既同情又鄙夷，讓她難過不已。

後來珍珍下班回到家後，就不太願意出門了，仔細想來與手汗症也有關係。現今這個男朋友，也是珍珍大學同學，個性文靜，倆人在一起時，大多是看書、散步，或者最多看一場電影，朋友都戲稱他們是一對活在上古時代的情侶。

大學畢業後，珍珍曾想過手術處理手汗症，但就在她要接受手術前，她自媽媽的朋友處得知，手汗症其實無藥可治，即使手術後，也會產生代償性的出汗，造成身體其它部位多汗的困擾，效果並不好，她也不願意冒著遺傳給下一代的風險，於是想要終身不嫁。

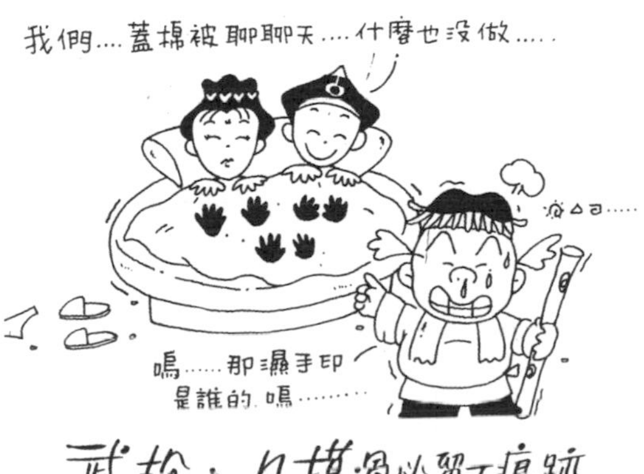

武松之凡摸過必留下痕跡

醫師的叮嚀

手汗症是因為緊張、興奮、壓力或氣溫過高、炎熱時，交感神經機能亢進造成手掌排汗異常增加所致。不分男女都有可能發生，在東方民族的年輕人中相當常見（約3％），也可能有家族遺傳性（約12.5％）。

治療上可分為內科和外科：內科療法有口服藥及外用擦劑，但效果短暫且有副作用，無法達到根本或長期療效。外科療法是由神經外科醫師經腋下以內視鏡進行交感神經阻斷術，但有些人在術後會發生代償性出汗，也就是原本於手部的出汗，會改出現在腳底、軀幹、鼠蹊部或大腿等部位，造成另一項困擾。

雖然手術後患者對手掌潮溼改善大多表示滿意，但越來越多的手汗症患者卻難以忍受代償性出汗的困擾。因此，改以注射肉毒桿菌素於手掌皮內，由於肉毒桿菌素可以抑制神經末梢分泌神經傳導物質乙醯膽鹼，因此可達到局部止汗且無代償性出汗的好效果。不僅如此，腋下多汗症的患者也可利用肉毒桿菌素注射腋下，能有止汗兼改善體味的功效。

肉毒桿菌素注射後一～二週後可出現療效，維持四～七個月，但若每

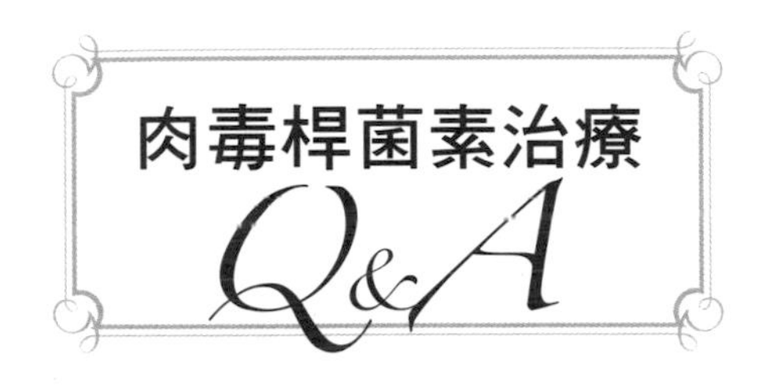

肉毒桿菌素治療 Q&A

肉毒桿菌素的治療層面，除了除皺外，還能運用在什麼治療上？

A 肉毒桿菌素除皺的原理，因可阻斷神經肌肉間的聯繫，達到放鬆肌肉，消除動態性皺紋，對於臉部肌肉的張力變化產生的表情性皺紋效果最明顯，但對於純粹因老化或日曬所引起的靜態細皺紋並無幫助。

西元二〇〇一年「肉毒桿菌素」全球技術研討會指出，治療層面已由除皺延伸至解決方型臉、蘿蔔腿、手汗症，偏頭痛、夜間磨牙等症狀，甚至具有臉皮拉提的效果。偏頭痛者，可使緊繃的肌肉緩解，或讓疼痛的感覺神經麻痺，阻斷痛覺的傳遞，即可改善。

手汗症使用肉毒桿菌素效果為何？

A 利用肉毒桿菌素注射改善手汗症的做法安全又速效，只要在手掌上以畫方格棋盤的方式，在容易出汗的手掌及手指皮膚上，以每格兩公分間隔劃出注射點，再將肉毒桿菌素注射於每一點之皮膚內層即完成，注射前宜先於手腕處做神經阻斷式麻醉藥注射以止痛，一般僅需三十分鐘左右，其療效可維持四～七個月。

四～七個月定期施打，就能長期保持手心或腋下不流汗或少流汗。

少數患者在肉毒桿菌素注射治療後會出現一些暫時性的輕微手掌乾燥、皮膚較緊繃或手掌肌肉較無力等副作用，可藉由擦保濕護手霜或手掌張閉的復健活動來改善。相較於交感神經阻斷術治療手汗症所衍生的永久代償性出汗困擾，患者的滿意度還是算高的。

STORY

10

憂鬱自殺的疤痕

小梅最近不知道怎麼了，老是無精打采，滿臉愁容，做什麼事都提不起勁，連好朋友的生日餐會，也都沒有去參加，整個人食慾不振，瘦了一大圈，媽媽擔心小梅的憂鬱症是不是又犯了？

十九歲的小梅，去年考取了人人稱羨的T大學政治系，但才就讀不到半個學期就適應不良，小梅覺得根本選錯科系了，惡性循環下，小梅的課業成績每況愈下，再加上小梅想到如果是要辦理休學，就還得再經歷一次大考的煎熬，更是感到痛苦。

此後，小梅的情緒就日漸低落，對周遭事物都失去了興趣與活力，動不動就掉淚、哭泣。同寢室的同學看不過去了，就私下通知了小梅的父母；沒多久，小梅就被父母接回屏東的老家養病了，過了一個月，就傳出小梅割腕白殺的消息，同學幾次結伴去探望，卻都未能見到小梅。

經醫師細心的治療下，小梅的憂鬱病況慢慢獲得改善，今年農曆新年時，也會主動拿起電話向同學拜年，以及聯絡重回學校的事宜。然而好景不長，隨著開學日越來越接近，小梅似乎又陷入悲傷愁苦的情緒，經常盯著手腕上有如蜘蛛網般的白疤，嚇得家人都以為小梅又有了自殺念頭，小梅的媽媽很焦急，只好又把小梅帶去醫院治療，結果醫師發現小梅是因介意手腕上的白疤，而重陷泥淖。

醫師建議小梅不妨藉由手術整修淡化手腕上的白疤，以避免勾起過去的不愉快，再去選擇興趣所在的科系，重新展開新生命。

明廉正公
稟大人 現在流行 哈利波特
來人啊～ 是誰把我的… 月亮改成閃电的
代誌大條呀
包青天vs哈利波特

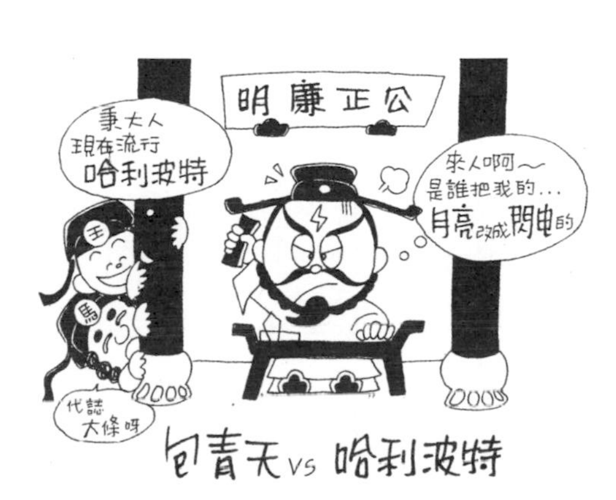

醫師的叮嚀

隨著二十一世紀的到來，憂鬱症的困擾也因為人際互動、工作效率以及生活節奏的快速複雜化，而與日俱增。相信現今很多人聽到憂鬱症，都不會感到陌生。小梅因課業適應不良而罹患憂鬱症，而且她的個性原本就較為消極，這種人一旦有了心結，就容易鑽牛角尖，甚至採取兩極化的激烈手段，像是自殺或呈現社會破壞行為等。像這種性格的人，家人平日除應多給予鼓勵和支持之外，也應讓她多交一些性格開朗、積極樂觀的朋友，將有助於改善消極、悲觀的想法與行為。

想要有新生活的小梅，一定不願他人再觸及任何可能會勾起不快記憶的事物，因此修飾手腕上因自殺不成而留下的明顯疤痕，對她來講相當重要。疤痕經手術整修為較平淡、細小後，將促使她不會再勾起往日的一些不快樂的事情，如此她才可以放心去享受新生命所帶給她的快樂與希望。

小梅的疤痕因為已變白，屬於「死疤」，建議用整疤手術來改善粗大不雅或凹凸不平的疤痕，手術方法包括疤痕切除重縫、Z形或W形整修、磨皮雷射……等等，依不同的疤痕狀況來決定整疤手術的方式。

除此之外，若疤痕為白色死疤，且呈現細小平順時，則可用皮膚細粒移植術（或稱白疤植色術），使白疤經自體色素細胞移植後，色素細胞會逐漸長出，將白疤轉成正常膚色，此種手術療法可重覆施行，直至白疤完全被染成膚色為止，每次治療間隔為三個月。

另外，針對平淡細小的白疤，亦可以使用醫療用的化粧品—蓋斑膏，或稱遮瑕膏，來化粧掩飾以避人眼目，此法簡易便宜、隨時可以DIY，亦無傷痛，效果以假亂真，屬小兵立大功之療法。

正確的疤痕觀念：疤痕是指皮膚因手術或外傷所造成的傷口，在癒合後所留下的痕跡，它會永久存在於皮膚上面，而無法用任何外力來予以除掉。疤痕治療如手術整修、磨皮或皮膚細粒移植術…等等，可將凹凸不平或粗寬不雅的疤痕或白疤等，美化成細小、平淡、不易看得見的疤痕，但卻無法去除它，故正確的疤痕治療用詞應為「修疤」而非「去疤」。

修疤手術Q&A

要如何避免「不良的疤痕」產生呢？

A 建議下列方式避免不良疤痕的產生：

1 受傷後或手術後，要依照醫師的指示照護傷口，約一周左右就會自然癒合。

2 傷口在自然癒合或拆線後，即是治療及預防疤痕的開始，否則不論手術醫師技術再高明都沒有用，以專治傷口及疤痕的整形外科醫師立場而言，疤痕的防治工作，需持續六個月以上才算是完整的。

3 傷口在白天可以美容膠紙貼壓於刀口上及擦消疤膏，也可亦針對凸起疤痕加做定點式按摩來預防疤痕的增生，晚上則改貼矽膠片（矽膠片須每天貼八～十二小時左右）壓貼治療。

4 對於燒燙傷大面積疤痕的照顧，則須穿壓迫力較強的彈性衣，通常約須穿著六～十二個月，疤痕才能淡化。

所謂「理想的疤痕」與「不良的疤痕」要如何分別？

A 「理想的疤痕」就是與皮膚紋路呈平行線之疤痕，例如與法令紋、抬頭紋、眉間紋等，而且隨著時間增長，這些疤痕會變平、淡、細小，漸漸不易看出。而「不良的疤痕」，就是寬寬的、廣廣的、紅紅的、凸起（或凹陷）、有時會癢（或痛）。不良的疤痕中，有的甚至會像螃蟹的腳向外擴，即為俗稱的「蟹足腫」。蟹足腫通常是因個人特殊體質，可注射類固醇治療，或是用手術治療統合注射類固醇及放射線照射治療。

疤痕形成後進行植色素手術，多久會恢復至自然呢？

A 植色素手術通常是由耳後取下皮膚，去除表皮層後，擷取含基底層色素的真皮層，再切割成適當大小，植入疤痕處，植色素手術後七天左右，傷口即可癒合，大約三個月後就可生出皮膚色素，一般植兩次後即可達到接近膚色的自然效果。

STORY 11

愛情烙印——激情的刺青

秀秀的每一段新的戀情，總是會隨著乳房上的刺青曝光而告終。杰明是她的初戀情人，個性偏激，倆人在交往的最初，她的一些朋友就曾經明裡暗裡地警告過她，無奈當時的她，就像吸到鴉片一樣，迅速掉入愛河，終至無法自拔。

秀秀知道杰明是真心愛她的，只是他天生猜疑，每次有異性在杰明面前讚美她，杰明就會不是滋味，甚至會覺得自己配不上秀秀，非得對秀秀亂發一陣脾氣，弄得秀秀身心俱疲，才能罷休。隨著一次一次的激烈爭吵，秀秀對杰明的愛麻痺了，甚至淡了，等到倆人激情不再，就自然分手了。

然而，杰明對秀秀的影響，並未隨著杰明的離去而煙消雲散。當初在最相愛的時候，秀秀半推半就的聽從了杰明的要求，在乳房上刺上了「杰明」兩字，就此成了秀秀揮也揮不去的陰影。每段新戀情的男主角，儘管與秀秀已愛到最纏綿的時候，還是無法忍受女友的乳房上刺著另一個男人的名字。這一回新男友豪豪也這麼說，更是徹底讓秀秀絕望了，再也忍不住地向豪豪大叫：「你給我滾出去！」

不過豪豪並沒有真如秀秀要求地離開她，反而坐起身來，輕輕地摟著秀秀，告訴她：「愛情眼裡是揉不進一顆沙的，何不除掉它呢？」秀秀問：「難道我不想嗎？刻得如此深，去不掉的！」

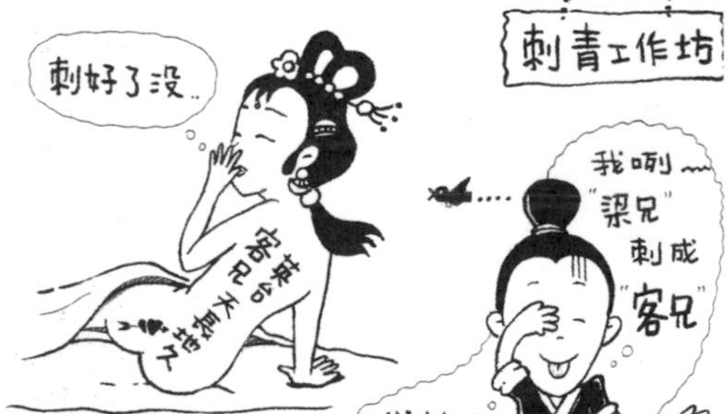

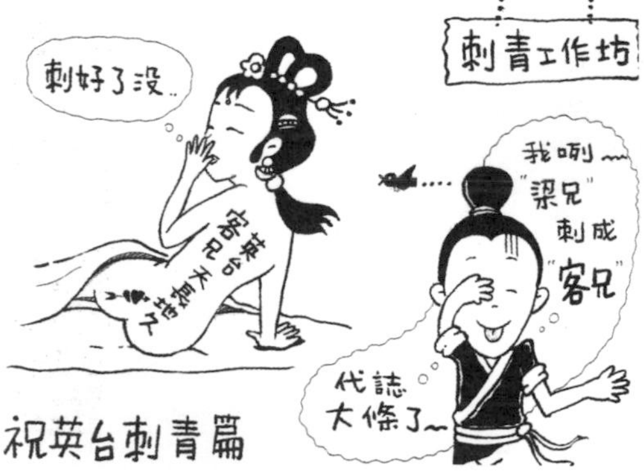

祝英台刺青篇

醫師的叮嚀

秀秀是由男友豪豪陪同來看診的，還記得看診的那天，秀秀一語不發，都是豪豪在說話。豪豪問我，秀秀的乳房上有刺青，能否去除得掉？我告訴他們，沒有問題，再深的刺青，只要有耐心接受除斑雷射治療，至多四～五次，每次間隔一～二個月，就會有很好的效果，秀秀聽到這裡，眼睛突然發亮，看得出來她相當高興。

在雷射除刺青的過程中，會先塗抹止痛藥膏，以減輕疼痛，術後僅需塗抹消炎藥膏及貼人工皮照顧傷口，手續上並不麻煩。秀秀當初是因為男友要求、脅迫而留下「愛情烙印」，讓她的愛情充滿壓迫感的陰影，如果一直不處理，長久下來，將會讓秀秀對愛情感到絕望，也失去了追求幸福的信心。

相信秀秀接受雷射治療後，沒有了「烙印」，對其心理復健也會有相當程度的幫助。

雷射除刺青Q&A

透過雷射，是否可以一次將刺青治療完成？

Ⓐ 治療的次數，要看刺青顏色及深淺而定，顏色越濃或越深，雷射次數就越多，相對的，顏色越淡或越淺，所需次數就越少，一般都在一～五次之間。

雷射除刺青會痛嗎？

Ⓐ 打雷射就像被像皮筋彈到的感覺，不會很痛，若怕痛可以利用配套措施，如冰敷、雷射前先擦皮膚麻醉藥（麻醉作用產生需三十～六十分鐘），來防治疼痛。

如果使用雷射除刺青，是否會出現「反黑」？

Ⓐ 會的。「反黑」是雷射手術的一種反應，反黑程度與雷射前後皮膚的保養（諸如：保濕、防曬、美白、抗氧化劑的使用）有關，雷射前的護膚保養需要做二～四週，雷射後初期需一週的傷口照顧，一週後應即開始雷射後之護膚保養，大約持續三個月，即可大幅降低反黑的發生率及程度。

請問刺青有分種類嗎？處理方式相同嗎？

Ⓐ 刺青主要可分為兩類：

(1) 人為性刺青：將顏料用針刺方式植入皮膚真皮層，以求裝飾身體（紋身）或修飾面容（諸如：紋眉、紋眼），而達到藝術美化的效果。

(2) 外傷性刺青：因外傷導致外來砂土等雜質侵入皮膚真皮層，以致於皮膚上遺留永久性的刺青般顏色記號。

刺青不論是人為性或是外傷性都屬於斑的種類，皆可經由雷射（諸如：紅寶石雷射、銣雅鉻雷射）去除，一般不會留下疤痕。

雷射除刺青原理是什麼？

Ⓐ 雷射除刺青，是利用雷射光選擇性療法作用在皮膚上，將刺青的黑色素顆粒打碎成微小顆粒，這些黑色素微小顆粒，會被皮膚中的吞噬細胞吞食，並將它隨著血液循環帶到肝臟、腎臟代謝，再經由糞便、尿液排泄掉。

STORY 12

老妻少夫的秘密武器

阿琴個性豪爽又慷慨，也懂得怎麼做生意，菜市場賣菜的攤販很多，就數她這一攤的生意最好。「王小姐，你的皮膚怎麼保養的，一直都那麼水噹噹！」阿琴邊問，還邊送了王小姐一把蔥，這些話聽在王小姐的耳裡，有如美妙的音樂旋律，格外動人心弦。

其實阿琴是真的想知道王小姐的皮膚是怎麼保養的；她與王小姐的年齡相當，但就是顯得比較老氣，因此阿琴認為老氣與皮膚好壞有關。阿琴還有一個秘密，是她急於想變年輕的主因。

阿琴比第二任先生大了將近十歲，先生對阿琴非常好，平日都會幫阿琴在市場賣菜，大概是因為阿琴的年紀較先生大，又從事勞力工作，外表上顯得比先生老態很多，有些不知情的客人常會衝著阿琴迸出一句話：「你真好命！兒子都這麼大了，還會幫你賣菜，好孝順呦！」每每讓阿琴哭笑不得。

這天，阿琴的老公出差，已經想了很久的阿琴終於決定採取行動，把菜賣完後，就隨便梳理一下，去看整形外科，期望醫師能用一些「天衣無縫」的妙法幫她改頭換面，甚至能「揚眉吐氣」。

整形外科醫師幫阿琴做了前額拉皮、肉毒桿菌素與玻尿酸注射等時下流行的除皺整形美容手術，手術後的效果很好，讓阿琴覺得很開心。

「阿琴，妳最近較水喔！」王小姐向阿琴說，她覺得阿琴的皮膚變細了，笑起來的一些皺紋也不見了，整個人的氣色看起來紅潤又明亮，阿琴聽了，開心的多塞給王小姐一把薑，嬌嗔的說：「哪有妳水啦！」阿琴心裡猜想，王小姐的皮膚會這麼好，說不定也是跟她一樣有「特別保養」的祕方呢。

武大郎，你騙我
為什麼你那麼小
兒子好可愛
兒子都那麼大了
妳真好命
我是一隻小小鳥
我要ㄋㄟㄋㄟ
潘金蓮 VS 武小郎

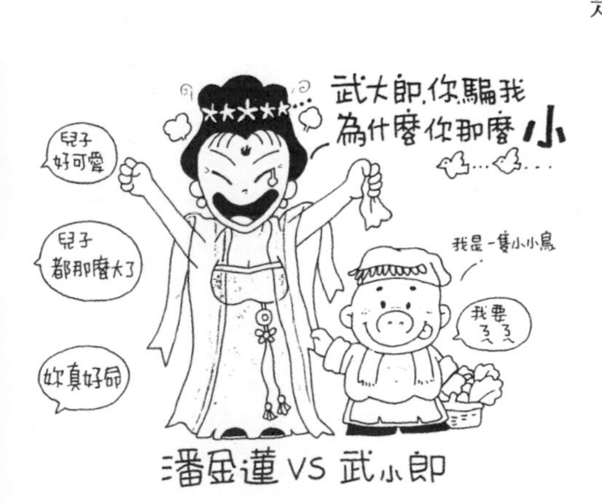

醫師的叮嚀

有些人以為拉皮除皺手術是影視歌星或歡場女子才做的事，其實不然，現今有很多上班族或家庭主婦已將拉皮除皺手術，看成一般性的美容護膚等保養工作，並不覺得有何不妥。

與阿琴同樣想拉皮除皺的人有很多，隨著社會風氣的開放，早已讓男女間的交往，突破了年齡上的界限，如今「老妻少夫」的例子就越來越多，令人見怪不怪了。

但老妻或多或少會受到別人言語影響，阿琴內心認為自己：「比老公蒼老」，就會越看自己越不順眼，對外貌失去信心。更嚴重的是夫妻感情也會受到影響，若能利用快速、安全、有效的除皺手術，來恢復自己對外貌的信心，其實也不失為經營婚姻的一個好方法。

拉皮手術 Q&A

以前額拉皮手術治療眼皮下垂是否正確？

A 前額拉皮手術並非治療眼皮下垂手術的唯一選擇，其關鍵性差別在於眉眼間距（眉毛上緣至眼睛瞳孔中心之間的距離），選擇方法如下：

1 眉眼間距在 2.5 公分及以上，可放心做上眼皮整形手術，把老化下垂的眼皮切除。

2 眉眼間距在 2.2 公分以下，表示眉毛也已下垂，就必須先做前額拉皮，將下垂的眉毛及連帶下垂的上眼皮一併拉高到年輕、美觀的 2.5 公分以上高位，才會有眉開眼笑的整體效果。術後 1 個月，待腫消穩定後，且眉眼間距在 2.5 公分以上時，再評估是否需進行第二階段的單純上眼皮下垂或不對稱之眼皮整形手術。

3 眉眼間距介於 2.2 ～ 2.5 公分之間，可以先做上眼皮整形手術，改善眼皮老化下垂的問題，但術後之眉眼間距可能會降至 2.2 公分以下，故下一次上眼皮老化下垂症狀再次出現時，就必須做前額拉皮手術了。

前額拉皮手術要如何確保手術成果？

A 為了確保前額拉皮效果好，不論是從頭皮切開或是沿髮際切開，手術皆應剝開額頭組織但不含骨膜（如此向上提拉效果最好），術中使用組織膠幫助拉皮後之組織快速黏著（可減少術後瘀青腫脹並有固定提拉組織的效果）或合併五爪釘使用，以延長保固期限，內層筋膜層確實縫緊，以減少皮膚所受之張力（此有減少疤痕變寬的機會，術後全臉包一日，這樣才能達到有效提拉、降低瘀腫及防止疤痕變寬。

臉皮有下垂時，建議做什麼手術？

A 可以拉臉皮手術改善，拉臉皮手術可分為前額拉皮及臉部拉皮兩種，若有眉毛及上眼皮下垂，合併出現抬頭紋、皺眉紋和魚尾紋時，就適合做前額拉皮；但若有雙頰下垂合併法令紋，嘴角紋明顯，甚至連頸部皮膚也出現鬆弛、下垂時，就適合接受臉部拉皮手術。

STORY 13

令人懊惱的雙下巴

艷紅，今年五十七歲，皮膚白皙且身材福態，讓人一看就知道她過著養尊處優的生活。然而，她對自己的外貌並不滿意，尤其攬鏡自照時看到下巴的那道疤痕以及鬆垮的脖子，就會感到忐忑不安。「算命的人說下巴象徵老運，下巴有疤痕又不飽滿，老運就不會好。」艷紅老是這麼想著。

其實艷紅心裡明白，自己是越老過得越好；幼年被過繼為叔叔嬸嬸的養女後，就未曾過過一天好日子，十八歲那年為了代養父償債，不得不下海當舞女，直到二十八歲那年碰到人傑才脫離苦海，開始過著好日子。

四年前，不知怎麼回事，有一天艷紅突然覺得自己整個人變得老氣、難看，猜想應該是雙下巴的緣故。後來在姐妹淘的慫恿之下，就去找整形外科進行雙下巴的抽脂手術，雖然恢復的情況還算順利，但下巴的疤痕依然很明顯，且隨著時間愈久，頸部的皮膚也越鬆弛，看起來好像火雞的脖子，很不好看。

近兩年來經濟市場景氣不佳，原本經營房地產生意的人傑，看到空屋率高，無論政府釋放再多的「利多」，景氣就是不提振，索性就結束公司，跟朋友到上海去找商機，一去就是三～五個月才回來。艷紅的私房錢也在股市載浮載沈一陣子後，所剩無幾。膝下無子的艷紅，實在擔心老來會沒有錢，又無人可依靠！

日前，艷紅想到人傑好久都沒打電話回家了，一時心煩，就向朋友訴苦，講來講去，怨嘆的還是那個為她動手術的醫師，總覺得當初若沒有動這個手術，留著雙下巴，今天的命運可能就不同了。「唉！這筆錢還真是花得冤枉……」艷紅越想越心煩。

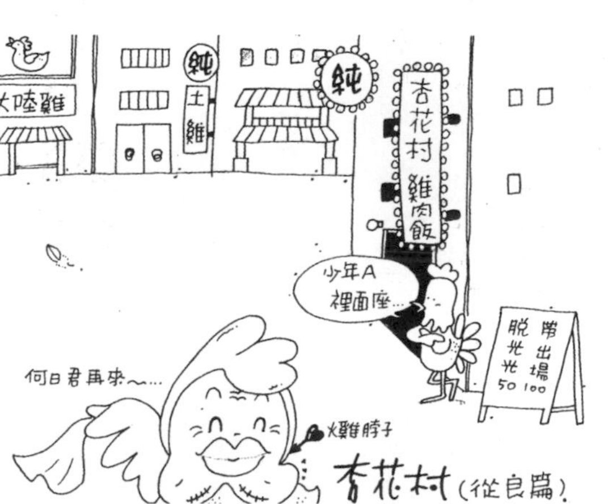

醫師的叮嚀

一般說來，雙下巴可區分為年輕型與老年型二種，利用手術來美化改善的做法也有所不同。年輕型的雙下巴，因為脂肪堆積過多，皮膚仍然緊實，可利用抽脂手術來改善；老年型的雙下巴因皮膚老化而變得鬆弛，因此應該考慮下巴抽脂合併臉部拉皮的方式。也就是說，醫師在為艷紅改善雙下巴問題前，應先研判其雙下巴是否為皮膚鬆弛或脂肪堆積所致，若二者都有時，就必須下巴抽脂合併臉部拉皮手術才會有徹底的改善效果；否則脂肪抽除後，下巴的皮膚會更鬆垮，因而形成更難看的火雞脖子了。

目前看來，之前艷紅為了改善雙下巴而留下的下巴疤痕，可以用修疤手術來予以改善。至於火雞脖子樣的下巴皮膚鬆弛，則可用臉部拉皮手術來予以拉緊美化處理。

臉部拉皮手術Q&A

臉部拉皮手術大概是幾歲的人在做呢？

A 臉部拉皮手術通常是適合於四十五歲以上的愛美人士（額頭拉皮手術大約是適合三十～四十五歲之間的人群）。由於臉部老化的現象是由上往下進行，所以最早發生的輕度老化現象是三十～四十歲的額頭部位老化，此族群適合做額頭拉皮，其次是四十～五十歲之中臉部（即眼睛水平到下巴處）中度老化，此族群適合做爪勾拉皮。最後是五十～六十歲的下臉部（下巴到脖子）重度老化，此族群最適合做臉部拉皮。

什麼是臉部拉皮手術？能改善甚麼問題？

A 它能改善臉部法令紋老化加深、臉頰下垂、脖子鬆弛（俗稱的火雞脖子）等眼睛水平以下臉頰及脖子的皮膚老化問題。

STORY 14

火燒毛手毛腳

「好痛！」筑君大叫一聲，把正在身上玩耍的小孩嚇了一大跳，哇哇地大哭起來。筑君忙不迭地哄著他，但望著自己兩條小腿的烙痕，一根根又長又黑又捲的粗毛，心裡難過得也想哭。筑君腿上的疤，就是為了消除腿毛，用火燒毛的結果。她想著：「腿毛又長了，到底有無辦法可以把這些討人厭的毛給去除呢？」

筑君今年才三十一歲，但「毛手毛腳」的問題已讓她煩惱了十餘年。國中時她就發現自己與同學長得「不一樣」，別的女同學手臂、小腿最多只有幾根毫毛，或者像緞子般的光滑，她卻很像家裡的哥哥，竟然也長了粗黑的毛髮，讓她有一陣子都不禁懷疑自己是不是性別其實是男生？

還好，筑君的五官很細緻，臉上的皮膚也不似手、腳的毛細孔那麼粗大，每次朝會、升旗典禮上，一排女生在一起，就屬她出落得最亭亭玉立，是那種讓人會想多看一眼的漂亮女孩。

高職畢業後，筑君就不想再繼續念書了，家人幫她找了一份不錯的工作，也開始要求她注意打扮，希望她能交到不錯的對象。也從那時候開始，筑君才深受「毛手毛腳」的困擾。她發現，手上或腿上的毛越刮，就長得越快、越長，最後她都只敢穿長袖的衣服、長褲或長裙等，雖然有人讚美她的打扮高貴、典雅，可是她卻愛死了迷你裙，多想能夠有一天，她也能在眾人面前以穿著迷你裙的迷人姿態出現啊！

結婚前夕，筑君第一次嘗試用除毛膏，她發現效果還不錯，不禁竊喜萬分，以為找到了法寶。後來用了幾次後，她發現皮膚有過敏的現象，找了皮膚科醫師診斷，確認是毛囊發炎，就不敢再用除毛膏，還是回到老法子，用刮鬍刀刮毛。

筑君已經生了兩個兒子，兒子很皮，不但喜歡在她身上翻滾、打轉，還經常拉扯她的腿毛，讓她痛得要命。這天，兒子又弄痛了她，正好電視上播出美食佳餚的節目裡有一幕用火燒豬毛的情景，她想：「何不如法炮製？」結果就讓她燒出了一腿的疤痕，更加悔不當初。

醫師的叮嚀

我對筑君的印象很深，她是我民國九十年六月在高雄舉辦雷射義診公益活動時前來嘗試雷射除毛治療的病人之一，她那兩腿上的長毛，以及小腿上的疤痕，只能用慘不忍睹來形容，其實用火燒毛對除毛毫無助益，又極度危險，是不應該去嘗試的。

女人「毛手毛腳」的比率不低，與體內雌雄性激素分泌不平衡有關，輕重程度也因人而異，時下最常被用來除毛的方法有拔的、刮的、針刺或者用除毛膏……等，但這些方法都只是暫時性的，而且容易產生毛孔破壞，引起發炎，造成結疤或黑色素沉澱等後遺症，只有雷射除毛才是最安全、有效以及永久性的除毛方法。

雷射除毛的好處，在於無傷口，不必後續照顧、效果又好，很適合像筑君這類深受長毛困擾的女性，不過東方人皮層內有較多的黑色素，吸收雷射光後易發生色素沉著現象，防範之道在於選對雷射機種，以及調對合宜的雷射照射能量，故必須慎選有經驗的整形外科或皮膚科專科醫師治療，才能獲得有效又安全的療效。術後也應做好防曬的保護工作。

目前國際上有效且普遍使用的除毛雷射儀包括有：長脈衝的亞力山大雷射、紅寶石雷射、鉺雅鉻雷射及二極體雷射……等，它們都具有「選擇性光熱療法」的特性，雷射的光熱被毛髮中的黑色素吸收，經由毛幹往下傳遞至根部的毛囊，進而破壞毛囊，達到毛囊本體萎縮的根治除毛效果。由於毛髮周圍的神經、血管、汗腺、皮脂腺等不具備能吸收雷射光熱的黑色素，故不會受到傷害。

毛髮的生長週期可分為成長期、退化期與休止期等三個週期，只有成長期時毛髮跟毛囊是連成一線，此時期雷射治療才會破壞毛囊而達到除毛根治效果。因人體毛髮是三個週期混合並存的，因此要達到完全除毛的效果，一般需要接受三～五次以上的除毛雷射治療才能奏效，每次治療間隔期間為一～二個月。

雷射除毛Q&A

雷射除毛後會不會影響汗腺功能呢？

A 毛囊和汗腺是兩個分別獨立的組織，毛髮是從毛囊長出，而汗腺則在毛囊旁邊，因此雷射除毛僅會破壞毛囊，並不會影響汗腺功能，故不會影響排汗。

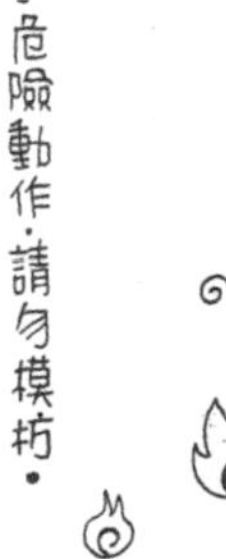

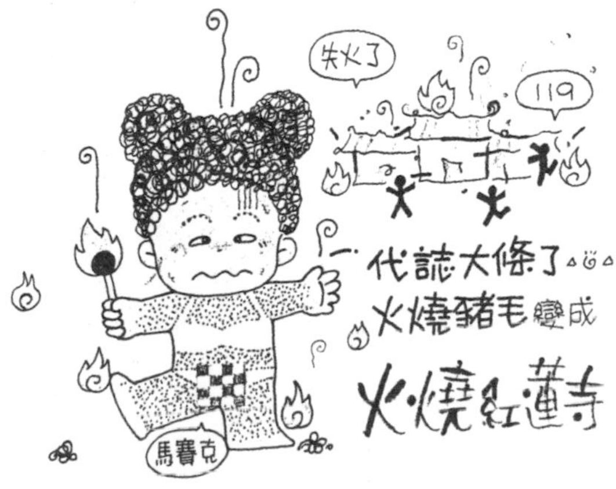

雷射除毛後是否就可一勞永逸呢？

A 雷射除毛是利用長波的雷射光與長脈衝時間，直接破壞毛囊及黑色素，以達到傷害毛囊之作用。雷射一週後毛髮就會自然脫落，第一階段除毛約可達到七成的效果，一個月後可進行第二階段雷射。臨床經驗上，一般要施行 4~5 次雷射除毛才會達到加乘效果。除毛後，毛髮若超過一個生長週期（約八～九個月）後，仍未再長出，學理上就可稱之為「永久除毛」。

雷射除毛後會有色素沉澱或毛孔粗大的問題嗎？

A 雷射除毛後毛根會受到破壞，毛孔也會因為萎縮而變小，皮膚也會變得光滑細緻，但不會有色素沉澱或是毛孔粗大的問題。

STORY 15

小針美容的雙冬姊妹花

那一天上午，玉茹看到美欣與秀華癱坐在診所沙發上，還真是嚇了一大跳：「不過二～三年沒見，這對姐妹怎麼像變了個人似的，更奇怪的是，姊妹倆的臉部都有明顯硬塊，難不成是腫瘤作祟？」

玉茹這天來到整形美容外科診所，是要做拉皮前的診斷。想想自己還不到五十歲，保養品用的都是最知名的高價位品牌，哪想到和一群姊妹淘相較下，還是顯得年齡最大，要不是曉珍偷偷告訴她：「ＸＸ是去拉皮」她還真以為別人都是天生麗質呢。

「美欣、秀華，你們來這裡做什麼？」玉茹又問：「你們的臉怎麼變成這樣，該不會是拉皮拉壞了」想到拉皮，玉茹有點焦急，更加追問不已。美欣與秀華聽著玉茹一連串的問題，心情更加煩躁，也不知道要說什麼才好。有好一陣子，三個人就坐在候診室的沙發上，互相對望著，最後還是秀華打破了緘默，說出了一些玉茹不知道的事情。

原來美欣與秀華，在三十年前就為了讓自己看起來年輕、漂亮，一同去某家美容院作豐頰的小針注射，由於不痛不癢，又能免開刀，剛做完的那一～二年，還真是覺得做對了，高興的很。怎知道隨著一年一年的過去，臉上凸起了硬塊，而且越來越明顯，加上臉皮肌膚因年齡漸長及地心引力的長期下拉而使得臉頰愈往下垂，自己照鏡子都覺得像極了沙皮狗。

說到這裡，玉茹發現，秀華用紅腫的眼睛看著她，那眼神的確就像家裡養的沙皮狗向主人搖尾乞憐的模樣，玉茹問，那現今要怎麼辦？到底有沒有補救的辦法？秀華回答：「來這裡，就是希望有補救的機會，否則頂著一張小針臉，走在路上被人指指點點時，真恨不得鑽進地洞裡」。

冷宮
咻
東施姐，妳啦，做什麼…都是"小針美容"
西施妹，我倆真是一對…"冷宮姊妹花"冷喔…
咻
東施 v.s 西施

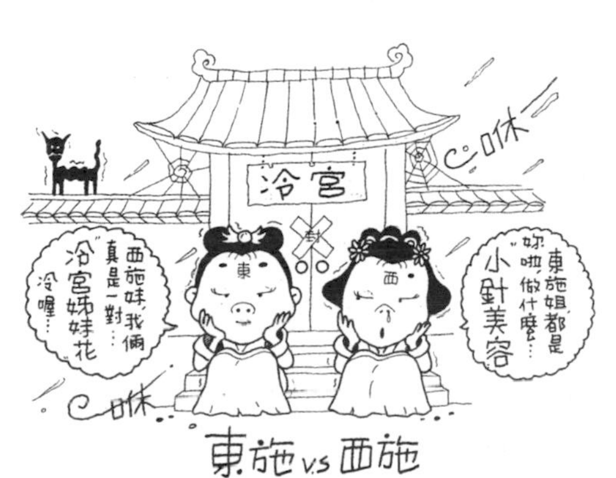

醫師的叮嚀

小針美容在台灣二十～三十年前曾經風行過，不少知名女士都是受害者，不僅有人用來做臉部整形，也有人藉此達到豐胸、隆乳目的；至於後遺症的出現時間，因人而異，最短是數週，最長的是二十～三十年；但不管時間的長短，一旦出現後遺症而毀容時，愛美者都會感到悔不當初。

小針美容是指以細小針筒，抽取違法的液態矽膠或其他液態化學物質後，直接注射進入人體各部位，而達成隆高效果的美容法，並非指以細小針線施行美容手術。施打部位多半是在臉頰、鼻子、前額、下巴、乳房等處，而達到坊間所謂「無痛、無疤、免開刀，瞬間豐頰、豐下巴、隆鼻、隆乳」……等誇大不實的廣告效果，小針美容注射後初期，確實可使該注射部位隆高美化，但注入液體的後期，則會因地心引力而下墜移位，導致整容部位變形拉長。另外，注入的液體易引發異物反應，而造成組織發炎紅腫、變硬，如遇刮風下雨及身體虛弱時更易發作，形成所謂氣象台現象，如此美容不成反致毀容。

以小針美容來隆乳為例，最後常會造成乳房硬塊，不僅觸感不佳，乳房也會扭曲變形，而這種乳房硬塊會讓使醫師很難判斷它到底是乳癌還是小針矽膠瘤，因而容易延誤病情。也有可能因為注射技術錯誤，直接將液體打入血管或是乳房底層的肺臟，這樣可能會造成腦中風、腎衰竭、肺臟栓塞等死亡結局。

但為什麼還有不少人輕易接受小針美容，這就與不法業者擅於巧立名目宣傳有關，就受害人的經驗得知，通常都是經由朋友介紹而接受小針美容，在接受當初都以為注射的是營養針，或是聲稱施打的都是合法的「膠原蛋白」或「玻尿酸」。事實上，膠原蛋白或玻尿酸皆不適合用來隆乳，其較適合用來消除皺紋或臉部凹陷區，而且價格昂貴，每西西就要一～二萬元台幣，若是用於隆乳至少須數百西西，價格更是驚人，而且將來會被身體吸收，形成不合理的醫療收費及方法。

小針美容受害者的年齡大約在三十～六十歲間，大多為女性，受害者最後大多會找合格整形外科醫師要求收尾，但醫師對這種收尾工作通常不願意做，因為即使做得再好也無法恢復原狀，受害者術後也很難諒解醫師。

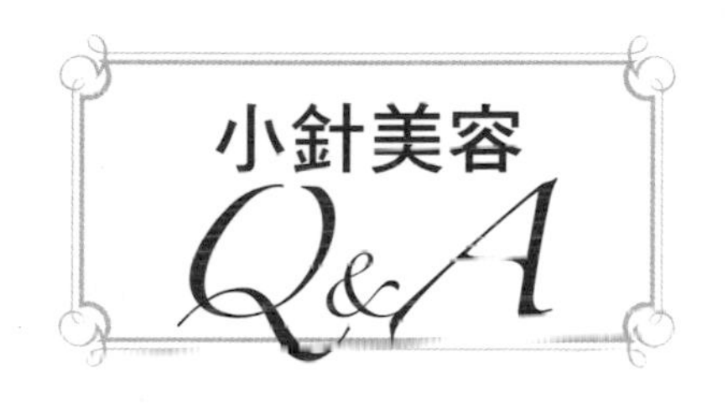

小針美容屬於填充劑的一種，請問目前合法填充劑有哪些？

A 整形外科界合法使用的填充劑有兩類：一類是自體組織移植，另一類是皮膚原生物注射。所謂自體組織移植，是將自己身體其他部位的皮膚、筋膜或皮下脂肪、軟骨、骨頭…等，經擷取或抽取後移至凹陷缺損的部位填補；而皮膚原生物，則是指皮膚原本具有的成分，目前安全的注射用填充物以膠原蛋白和玻尿酸兩種為主，其最長療效為兩年左右。

STORY 16

毛孔粗大的第三性公關

小漢的職業很特殊，容易讓人對他的性別感到混淆。高二那年，小漢看了一部電影，描述三個「男主角」結伴參加一年一度「扮裝女王」競賽，內容饒富趣味性，但在歡笑的背後也透露有性別倒錯者的悲哀。小漢自小也有過扮女孩的經驗，但純粹是為了好玩；選擇「第三性公關」為職業，最初的動機也是為了好玩。

二十歲退役後，小漢就努力找工作，無奈學歷不高，有一些可以坐辦公室的職位都沒有他的份；挑磚、搬家等粗活工作，也不適合手無縛雞之力的他，更要命的是，小漢的口齒不清，表達能力又差，曾經擔任過銷售員，也當過業務，最後在業績掛零的慘況下，只好打了退堂鼓。

說來說去，就屬第三性公關比較適合他。每當華燈初上的時候，上了濃妝與晚禮服後的小漢，就搖身一變成為女人，而且因為接受過專業訓練，舉手投足都極具女人味。小漢原就不愛說話，單就一雙會笑的大眼，嘴型又極美，像極了一隻溫馴的小貓，客人都喜歡找他傾訴心事，使得他才到酒店上班沒有幾天，就有男人覺得他溫柔可人，想「包養」他；一年不到，他就在這一行成了最紅的公關，慕名遠道而來的客人也越來越多，每天都有轉不完的檯，鈔票也就滾滾而來。

就這麼二～三年過去了，長期的夜生活加上濃妝艷抹，小漢臉上的毛孔逐漸粗大，越來越遮掩不住了。記不得從何時開始，有個令人討厭的胖子客人，突然指著小漢的臉大叫：「毛孔那麼大，還好意思裝女人嗎？」他的業績就此滑落。

那天晚上，酒店經理就為這件事特地把他找到辦公室，冷眼揪著他說：「小漢，你賺得也夠多，難道捨不得花點錢做皮膚保養嗎？」酒店經理還下了最後通牒，要他務必在短期內把皮膚調理好，否則就不是吃這行的料，不如自行捲舖蓋。一番話，讓小漢也顧不得男人的自尊，當場黯然啜泣起來。

醫師的叮嚀

由於男、女體內分泌的雌雄性激素不同使然，男人的毛孔原就比女人粗大，小漢雖從事的是第三性公關，但因未曾想過要變性，也沒有注射雌性激素或服用女性荷爾蒙，因此皮膚自然「細緻」不起來。就算是一般女人，經常濃妝艷抹，沒有好好的保養皮膚，久而久之，也會毛孔變粗、皮膚暗沈。

目前改善毛孔粗大的方法很多，但以小漢的狀況來看，再去塗抹一些所謂能讓毛孔收縮之類的保養品，已經沒有用了。小漢應該嘗試果酸換膚的治療法，不但能有效去除粗糙暗沉的表皮層，讓皮膚白皙、光亮，還可以改善細紋、縮小毛孔。不過，果酸換膚也有其後遺症，尤其東方人易有反黑的效果，因此須尋求合格的整形外科或皮膚科醫師來執行才妥當。

小漢接受換膚後，平日在家若能以低濃度果酸護膚保養，合併左旋維他命C來加強皮膚緊實度，臉部卸妝與清潔完全，並注意保濕防曬，起居飲食正常，就能改善粗糙肌膚的問題，並加以維持。至於注射女性荷爾蒙來改善膚質之事，容易對身體產生不良影響，小漢最好不要嘗試。

此外，柔膚雷射可針對毛孔集中照射、刺激毛孔周圍組織增生，因而擠窄毛孔，達到毛孔縮小的目的，又不會傷害皮膚表層，亦是有效而安全的治療選擇。

果酸換膚治療Q&A

果酸換膚後，是否會出現紅腫或不適的症狀？

A 果酸換膚後，臉部會有輕微刺痛感、發紅，但多數人約二～三個小時，不適感即會消失，屬於正常現象。但是，果酸使用的濃度越高，就越有可能產生不適症狀，因此，須經由具經驗的專科醫師操作，才會將症狀及發生機率降至最低。

傳說中，孫悟空是鋼管秀的鼻祖..
阿娘喂：
皮肤毛孔那麼大
還好意思裝女人？
玉皇大帝
孫悟空之鋼管秀

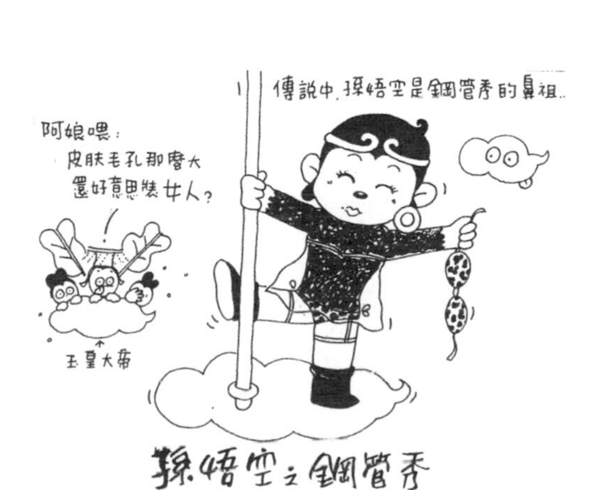

果酸換膚的作用？

A 果酸可以減少皮膚角質的聚合力，具去角質的作用，亦能縮小毛細孔使彈性纖維變得緻密及有彈性，細微的皺紋與較淺的黑斑也可以改善。但高濃度的果酸用量及使用時間，必須視皮膚的情況由醫師來決定。

果酸濃度不同有何差異？

A 低濃度的果酸（15% 以下）具有去角質、促進皮膚代謝的作用，一般保養品的果酸多屬於低濃度範圍；高濃度的果酸（15% 以上），則可除去臉部細小皺紋及淺層的色素斑，而具化學換膚之功用。

STORY

17

加菲貓的單眼皮

二十歲的明宏，陸軍官校正期班的學生，因為罹患先天性單側眼瞼下垂症，右眼皮睜不太開，老是給人無精打采的感覺，一點都不似英姿煥發的軍校學生。這還不打緊，也不知道從什麼時候開始，有人取笑他是「加菲貓」，隨著時間這個綽號越叫越響，連進了官校後，還是有人故意不叫他的名字，一昧的叫他「加菲貓」，直到把他氣到面紅耳赤，只差沒翻臉。

從小，明宏就不喜歡別人盯著他的眼睛看，因此當別人注視著他時，他就會習慣性地低下頭，躲避別人的眼光，也因為如此，老師常認為他上課不專心，即使有幾次，他「勇敢」的對著黑板，還是有老師認為他在打瞌睡，甚至有一回，他明明認真的在聽講，數學老師還把粉筆丟向他，並吆喝著：「上課不要打瞌睡！」把全班同學給笑壞了。

明宏不知道到底怎麼回事，全家人只有他的眼瞼下垂，媽媽說是隔代遺傳，外祖父也有這種情形，但沒有他的明顯，媽媽以為長大後，眼睛會自然變大，而一直都沒有把這件事放在心上，倒是爸爸看到明宏越來越「無精打采」，連進了官校後，也神氣不起來，反而為這個寶貝兒子的前途擔心。

其實，明宏的單側眼瞼下垂症，不僅影響到外觀，還影響到自信心，使得屆滿二十歲了，不但還沒有勇氣交女朋友，還常因視線被眼皮遮住，連帶使得工作、生活都受到影響。明宏甚至懷疑是否罹患重症肌無力症，而擔心年齡越大時，眼皮會完全蓋住眼睛，全身肌肉也會跟著無力萎縮，終至心肌麻痺、停止心跳。

醫師的叮嚀

通常重症肌無力症好發於四十歲以後，早期症狀即是眼瞼下垂症，之後全身較大肌群才會逐漸萎縮衰竭。明宏自小就有單側眼瞼下垂的問題，因此研判應屬於單純先天性單側眼瞼下垂症，並非重症肌無力症。

先天性眼瞼下垂症，屬於眼皮病態，是提眼瞼肌肉先天性無力所致，它沒有後天性之重症肌無力症來得複雜嚴重，且可以藉由整形手術矯正恢復正常。這類的患者會想要求醫，大多是因眼皮下垂蓋住過多黑眼珠，使眼睛看起來無神，對外造成不良觀感，而影響到自信心，或因嚴重的眼皮下垂影響到視線，造成生活上的不便。

明宏是右側眼瞼下垂症，另一隻眼睛正常，可將右側的眼皮作提眼肌矯正手術，且可一併做出雙眼皮。眼瞼下垂症之整形矯正手術方法會依病症輕重程度而有不同，眼瞼下垂程度小於兩毫米內者屬於輕症，可用提眼瞼肌褶短術治療。下垂小於四毫米者內屬於中症，可用提眼瞼肌切短術來治療；下垂超過四毫米及以上者屬於重症，一般採用眼瞼吊高術治療。

不論採用何種手術法，皆須做一～二成的過度矯正，以對抗術後六個月內上提的眼瞼會逐漸因縫線鬆綁下滑或肌肉逐失張力而致最後呈現矯正不足之後遺症。過度矯正術後睡覺時，眼睛會暫時出現閉不緊，而露出眼白現象，有時會導致乾眼症，因此需要在術後六個月內，可睡前抹眼藥膏來預防乾眼症。

一般而言，手術後六個月左右病情才會穩定，此時若手術結果有過之或不及的小缺失時，可再做補強性的小手術來調整之。而另一側若為單眼皮或屆時兩側雙眼皮大小不一致時，也可在此時一併做雙眼皮整形術，來予以均衡及美化處理。

上眼皮手術Q&A

聽說雙眼皮的方式可用「割」或「縫」，兩者的差異在哪裡？

A 雙眼皮手術概分為兩類，可分「割」和「縫」兩種。「縫」雙眼皮手術較適合十八～二十二歲的年輕人，其眼皮具有不泡腫、眼皮較薄且眼皮無下垂之特性，優點是疤痕小、手術時間短，易消腫，但做出的雙眼皮較易消失或變淺。「割」雙眼皮手術，則適合眼皮較泡腫、鬆弛且年齡稍大者。

眼皮內雙可以同時割眼皮和開眼頭嗎？

A 開眼頭即是醫學上所說的內眥整形術，它會有在眼頭留下疤痕之副作用的可能性（因為眼頭皮膚繃最緊，容易因而留疤，而且發生率高達三成左右），因此眼睛是內雙時，一般建議先採取只做割雙眼皮手術。因割雙眼皮手術會同步有稍微開眼頭的效果，因此多不需要另做開眼頭的手術，以免除留疤風險，且少付費。但若割雙眼皮手術後開眼頭之附加效果仍不滿意，則可等到三～六個月後雙眼皮疤痕較穩定時，再另付費施行第二階段的開眼頭手術。

上眼皮手術是否每個人都可以做？

A 只要覺得眼睛過小、大小眼，感覺沒有精神或兩眼不對稱，大部分的人都可以做雙眼皮手術改善。但是有一種病症叫做「提眼瞼肌肉無力症」（俗稱眼皮下垂症），可能是因先天性提眼肌無力、提眼瞼肌病變、神經病變、外傷性或醫原性病變，或老化性因素，造成提眼肌張力減弱、無力，而導致眼瞼下垂。它的症狀為從小就有單側（偶有雙側）眼睛張不太開、因而呈現左右大小眼的現象。可透過眼皮整形重建術，於提眼瞼肌肉處做特殊處理提升其張力，來矯正眼皮下垂症。若有因為眼皮下垂長期遮蓋住過多黑眼珠而造成的遮蔽性弱視，術後可至眼科醫院進行物理治療矯正視力。

加菲貓
幼兒園
專收
加菲貓子弟
阿母.嘜喀搬呀
這間甘不好…喵

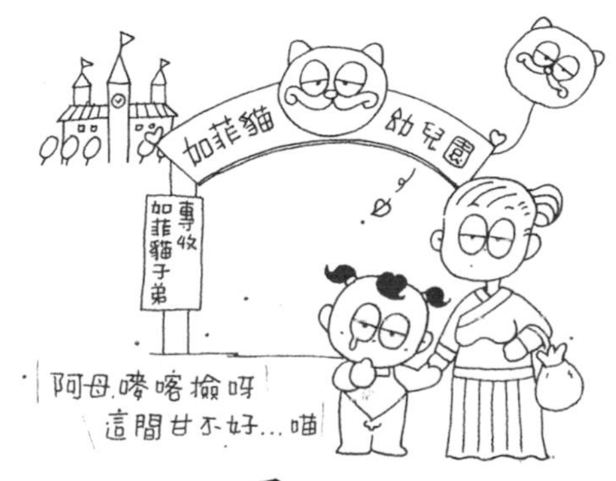

孟母三遷

STORY

18

厚唇是性感還是醜陋？

近幾年來，好萊塢女星諸如茱麗亞蘿勃茲、安潔莉娜裘莉，以及台灣女星舒淇、潘越雲……等等，都因性感厚唇在眾多亮眼的女星中璀璨奪目。而永欣自小就因天生的厚唇，飽受同儕的嘲笑，也讓她自小對外貌失了信心，因此始終不認同厚唇是性感的象徵。

其實，永欣長得並不醜，一雙杏眼，配上蘋果似的圓臉，很像畫裡的唐代美女，只是微厚的雙唇，在秀氣的臉上稍嫌突兀，男友總會半真半假，遮住她的嘴唇，大笑著說她是：「上半臉美女」。

「翹嘴阿欣」則是家中的長輩對永欣的稱呼。對此永欣從小到大，一直耿耿於懷。日前男友為她舉行二十六歲生日派對，好友茱蒂不知是那根筋突然不對了，一邊拿著蛋糕上的奶油抹著她的臉，一邊大喊著：「你們看！

壽星像不像潘越雲，尤其是那張嘴。」當下，大家笑成一團，她則恨不得鑽到地洞裡去，這次的經歷讓永欣非常生氣，自那次生日宴會後，永欣便決定不再跟茱蒂往來。

也從那一天起，永欣的心情變得很糟糕，老是覺得自己很醜，連男友跟她求婚，她都因為擔心扮新娘時會美不起來，無法答應男友。隨著心情低潮日久，加重了永欣對於厚唇是粗俗、沒有女人味象徵的觀感，甚至引發憂鬱症的徵兆。永欣媽媽見她如此憂心，決定陪著永欣求助於整形外科醫師。

醫師的叮嚀

對美的標準常會隨著時空環境的改變而有所不同。現今女性多半崇尚苗條身材，但從唐代人美女像是楊貴妃的圖像，就可以發現楊貴妃的身材圓潤，在今天來看就有可能被譏稱為「恐龍妹」。

永欣本身擁有厚唇卻覺得不美，反而羨慕別人有細薄的嘴唇，然而，也有女孩，認為厚唇很性感，而羨慕永欣所擁有的厚唇呢。

以整形外科醫師的觀點來看，永欣的厚唇很可能是因為暴牙嘴型所造成的，而非單純的厚唇。暴牙嘴型會因上下牙床及牙齒的外暴將嘴唇外推，形成上下嘴唇凸厚的外型。正確治療方法是透過正顎手術將外暴的牙床扳正至正常的位置，即可使嘴唇自動回歸正常及好看的外形，而不是去做嘴唇修薄的手術，否則術後嘴唇自然閉合時會看到牙齒，因而產生不雅的外觀。

輕度的牙齒及牙床外暴可以藉由牙齒矯正治療來扳正，但較嚴重者則須再靠整形外科或口腔外科的牙床骨正顎手術才能有效美化處理，手術前後亦須結合矯正牙科醫師協助。

另外，因永欣對厚唇感到自卑，若決定要接受暴牙嘴形的正顎手術治療，正顎手術在術後所產生的外觀及心理社會適應，必須在術前有所了解並拿捏，估算自己能否理性去面對及應付。建議永欣在術前務必與手術醫師充份溝通，必要時轉診求教於精神科醫師或臨床心理師，做好心理準備或輔導，如此術後才能得到身心皆健全的美化改造。

暴牙嘴型手術Q&A

上下顎骨突出影響暴牙嘴唇，看起來厚厚的要如何改善？

A 上下顎骨突出導致臉部五官不對稱，改善方法有兩種：

1 輕度的上下顎骨突出可藉由戴牙套來改善，約一至二年的時間就會有良好的效果。

2 中度或重度的上下顎骨突出則需要採正顎手術來改善，其手術方法為將上下顎的四顆牙齒（上及下顎一邊各一顆）拔除，並將上顎骨切開往後扳正，之後再使用以鈦合金製成的骨釘及骨板在口腔內做內固定（之後不須再動手術移除），最後以可吸收線縫合傷口（故術後不須拆線）；手術後的疤痕會隱藏於口腔內，外觀無傷口，在手術後一～二週，即可恢復好看且自然的模樣。

暴牙嘴型手術進行方式為何？

A 中度或重度的暴牙嘴型手術做法是把牙床的骨頭切開後將牙床扳正，上下牙床骨皆用同樣的手術方法（因為暴牙通常是上下都有的），扳正後再用骨釘和骨板來做內固定。這項手術是在嘴巴裡面做，所以外觀看不到刀口，手術前必須先照會齒顎矯正牙科醫師，手術後也要繼續做後續的牙科微調矯正工作，一般要做六～二十四個月不等，而暴牙整形手術時間約四～五小時。

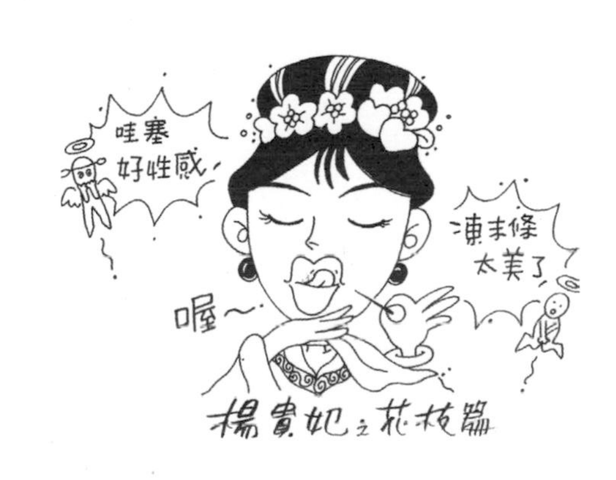

PART

2

談美容整形的正確心態

「變臉」，有些人是為了開運，為求財、求婚姻、求事業
大部分的人則是為了保持青春美麗、喚回自信
不管出發點是什麼？正確的事前心理準備很重要，
整形手術前，你一定要「停、看、聽」
先從這十則整形整心的撰文裡面去做好妥善的功課。

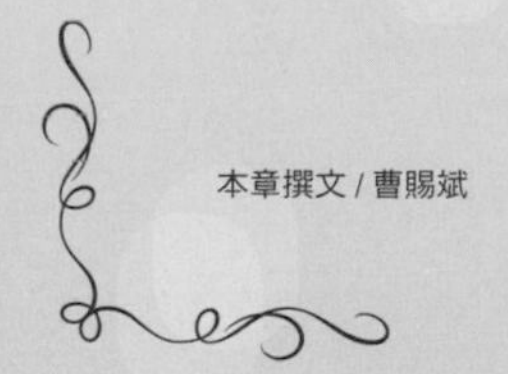

本章撰文／曹賜斌

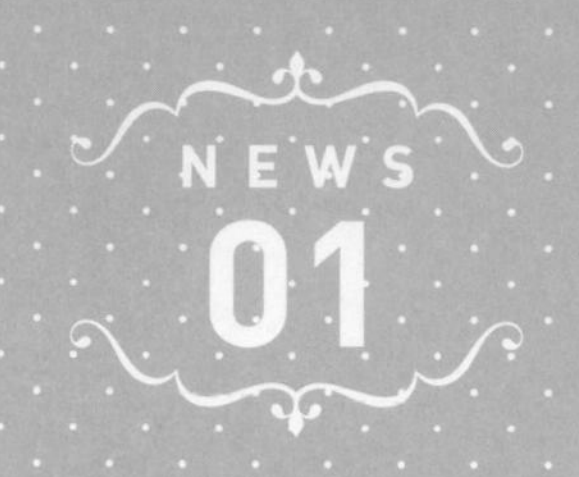

美麗的蛻變

曾在一本書中看到這麼一段故事，讓人遠慮深思：一位漁夫在海邊撿拾到一顆美麗的珍珠，但是這顆珍珠上面有一個小黑點。他為了去除掉這個小黑點，於是設法磨掉一點珍珠，有朋友告訴他，這一點瑕疵沒關係，但漁夫還是很固執，最後這個黑點在他的堅持下磨掉了，然而這顆珍珠也因而不再美麗了。

這個故事以整形外科醫師的立場來看，漁夫的做法其實也和一些想做美容整形的愛美者一樣，在接受美容手術時常會凸顯出兩個狀況：

一、太心急

漁夫急著要將黑點去除，如同我們曾看過許多接受美容手術的愛美者，在手術後的瘀青腫脹或疤痕攣縮尚未完全恢復前，因組織的扭曲變形或不對稱，就認為手術失敗，急著要求整形醫師幫他再做一次修補的手術。如果此時遇到經驗不足的醫師，或是非專科訓練的醫師，也許會應允要求，再動一次刀，但是你可能不知道，在同一個部位，短時間（手術後三至六個月）內做第二次手術是會讓這短暫的不完美『雪上加霜』，甚至弄巧成拙，反而會有更不可收拾的下場發生。

二、太固執

在整形外科的技術上，常面對一種狀況，改善的方法不會只有一種，如果愛美者太執意堅持己見，可能就會得不償失。舉幾個臨床上常見的例子來說明：

1. 上眼皮老化下垂

一般人以為上眼皮老化下垂，只要把多餘的皮剪掉就可以了，其實多餘的眼皮到底是該剪除還是該上拉，就是一門學問。因為眼睛亮麗的秘訣之一就是要擁有恰當的眉眼間距（眉毛上緣至瞳孔中點），一般年輕、好看又有朝氣的眉眼間距在二點五公分左右，若又有眼皮下垂或眼睛浮腫的情形，此時醫師可以很放心的為你做上眼皮手術，不至破壞那『美的間距』：若眉眼間距掉到二點二公分以上，那可能勉強只有一次切除多餘上眼皮的機會，但要有心理準備，術後好看的眼皮形狀不會維持太久，當再一次下垂時就必須要考慮前額拉皮或內視鏡額頭拉皮來改善。

若不幸你的眉眼間距已低至二公分，而且有抬頭紋，皺眉紋或魚尾紋合併產生時，那麼只能接受前額拉皮，千萬不要執意要求醫師只做眼皮手術來改善下垂的問題，因為固執的結果會讓自己的眼睛看起來兇兇的，眼皮厚厚的，像是在瞪人一樣，比做手術前還難看。

2. 去除斑點

很多愛美者，一入診間就會直接跟醫師說：『我要打雷射除掉臉上的斑』，可是許多整形外科及皮膚科醫師皆認為，在做雷射治療前最好有二至四週的醫學護膚照顧，預先增進皮膚的新陳代謝及減低黑色素細胞的活性後，再施行雷射除斑治療，會比較有效的降低雷射後色素沈澱的機會，若能再配合雷射後的醫學護膚照顧，則一旦有皮膚反黑的現象，其恢復期也會大幅縮短。

3. 臉型改造

醫師與愛美者各持己見的常見狀況是暴牙唇型的改善。因為暴牙在外觀上會讓愛美者覺得自己的嘴唇厚厚的、翻翻的，不知情的愛美者就只單純的要求醫師把這惱人的厚唇修薄，但經過整形外科醫師及齒顎矯正科醫師診斷後，確認是因為上、下顎骨骼突出的關係而形成暴牙嘴型，才導致嘴唇凸出外翻，但許多人還是執意要醫師將雙唇削薄，這可能讓你術後一輩子就要飽受嘴唇無法緊閉的困擾。

不論是太心急或是太固執，愛美者幾乎都是求美心切，其實正確的美容整形心態是：慎選整形外科專科醫師施行手術，術前與醫師充分溝通，術後尊重醫師的專業行事，切勿心急。

同時也要告訴自己，世間無絕對完美的事，更何況醫師非神也！如果能掌握住這個關鍵心態，相信你一定會成為一個美麗又快樂的『整形人』！

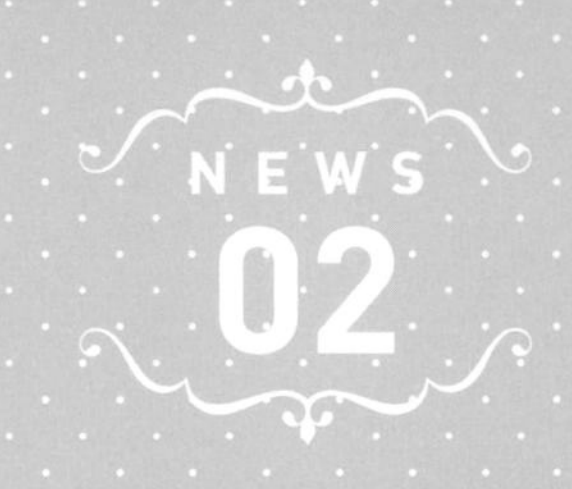

整形可以改運嗎？

年關已至，許多愛美族更積極注重自己的面子問題，希望在新的一年能更美麗、幸運！最近就常見一些登門求診的愛美者，趕在過年前要求做除痣、隆鼻、豐頰或臉形改造的手術，愛美是其中的因素，但附加的希望卻是能藉此改運。

想改運的方法有許多，有些方法很簡單，也無傷大雅，例如：穿件招財進寶的大紅衣、化個開運妝等，但有些則是需要配合雕塑身體或是容貌的工程，如：整容來改運等即是。

但做了美容整形，真的能從此鴻運不斷、福星高照嗎？根據醫理和面相學的印證，一個人的外觀甚至毛髮的長相，都與體內的五臟六腑及心境有密切的關聯性。這就是古人所云：「有諸內必行諸外」的緣故。

如果一個人只想藉由美容手術的修改外貌來改變命運，從長久整形美容的臨床經驗上發現，整形與改運並沒有直接的關係。然而，藉由美容整形手術將不雅的外觀轉變為亮麗的外貌，不但在心理上可挽回自信心，讓自己的專長與潛能容易發揮，同時也會增強社會競爭力，讓別人對自己端莊俊秀的相貌另眼看待，相對的也可提升人際關係，如此自然在事業上容易有所成就，因而改變人生的命運。對年老者而言，將老態龍鍾的外貌整修成年輕健壯的面相，可激發全力保有青春的動機，因而促進健康、長壽，甚而再創事業高峰、鴻福再造。

所以透過整容改變心境，可以達到間接改運的效果，問題是當愛美者直接要求整容改運時，卻是沒有一個醫師敢予以保證的。

例如：塌扁的鼻子，可以藉由隆鼻手術改善成英挺筆直的鼻子，但並不表示你從此之後便「性」致勃勃、「性」能高強；不雅的痣可藉由高頻電波機點掉或是外科手術切除，但不保證從此就好運不斷、厄運不來；也有人希望把高突的顴骨磨平，讓外貌變成秀麗的瓜子臉、可人的甜姐兒，但不表示你剛硬的個性從此變得溫柔；眉頭緊鎖的眉間苦紋或眉尾老化下垂的八字眉，可以藉前額拉皮術轉為眉清目秀、眉開眼笑，同樣的不能保證可為你帶來官運亨通的遠景。

相由心生、命由心改

因為假定一個人只要花個數萬元做一次整形手術，或是花費數千元學一些開運化妝，就可將貧窮或是倒楣的命運從此變成大富大貴或好運年年，試問天下哪有這樣便宜、好康的事呢？「相由心生、命由心改」美容整形可將因外型老醜而導致的自卑、消極心境藉由手術的年輕、美化改造讓其心境轉為自信與積極，因而達到間接改運。然而若無心境轉變的促成，即使手術再完美，亦是無法改運的。

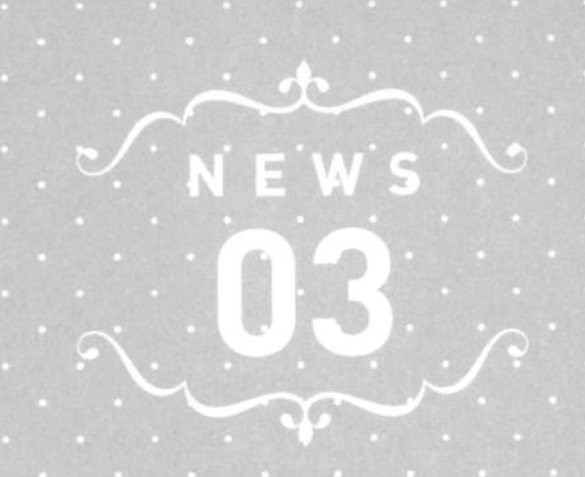

「魔鏡！魔鏡！誰才是白雪公主？」

改頭換面早已不是難事，換一身窈窕曲線更不是夢想，而在一股「韓流」侵襲下，台灣觀眾所喜愛的韓國明星據傳也都經過好一番「修整」，才顯得人見人愛，然而，明星都很喜歡整形嗎？事實上，答案可能會讓你跌破眼鏡！根據多年來的臨床統計顯示，家庭主婦才是最愛上醫院整形的人。最受年輕媽媽（二十五～三十五歲）歡迎的整形手術主要是隆乳、抽脂及肉毒桿菌素注射除皺；最受中年媽媽（三十五～五十歲）歡迎的整形手術則是拉皮、眼皮整形及玻尿酸注射拉提。

家庭主婦為何愛上整形呢？標準答案是為了讓自己看起來更年輕、亮麗，挽回自信。此外，也有貼心的丈夫或孝順的子女，將美容手術視為另類禮物的選擇，在每年母親節、情人節或生日前後，送給親密愛人及偉大的母親一份量身訂做的「水噹噹」佳禮。

日前就有一位先生為了平息太太因生產導致「中廣」身材的埋怨，於是自動出錢請太太在母親節前夕到整形外科診所讓她抽脂塑身，一償苗條宿願，以實際行動感謝老婆幫他生了一個胖寶寶。以上這樣的動機與美滿的結果，的確令人稱羨，但也有因為丈夫不忠，而想藉外力改變自己外貌的哀怨婦人，以為這樣便能挽救早已亮起紅燈的婚姻。

「整形」並不是維護婚姻的萬靈藥

曾經有一位五十多歲的婦女，在子女長大成人，丈夫也事業有成時，赫然發現同甘共苦二十多年的枕邊人竟愛上了一位比自己年輕十多歲的女子，傷心之餘，決定求助於整形外科，希望做一個比對方還大一號的胸部，也用拉皮手術將滿臉的皺紋去除，雖然確實改善了她的面貌，但終究喚不回丈夫的心意。

這樣的案例層出不窮，卻是整形外科醫師最不願見到的情況。正確的整形觀念，應該是愛美者具有自主性的決定，而不是毫無自我的迎合他人需求，再者，施行整形手術之後，並不能保證就能擁有愛情、婚姻，甚至保住名利或地位，因為它們的內在要素都不是建立在外貌美醜上。

站在整形外科的醫師立場來看，社會風氣開放，同時有愈來愈多的整形醫院（診所）成立，雖然這代表著美容整形的確有一定的供需市場及正面效應存在，此刻我倒想給一些遊走在年華老去、對自己沒信心或感情生活發生變化的婦女朋友一些建言：

1.女為悅己者容換來的常是不幸和失落；女為己悅者容才是自信與灑脫的表現。

2.美容整形可以實現美麗的夢想；但不是達成終極目標（例如婚姻、愛情、改運……等）的唯一手段。

在現實生活中，一切的付出與努力若全是為了「條件說」，那麼，人生不就失去了自我存在的價值與意義了嗎？其實，美麗無罪，整形有理，如果真的能在美容整形之後，從內心建立起自信與希望，那麼你才是魔鏡面前永遠的白雪公主。

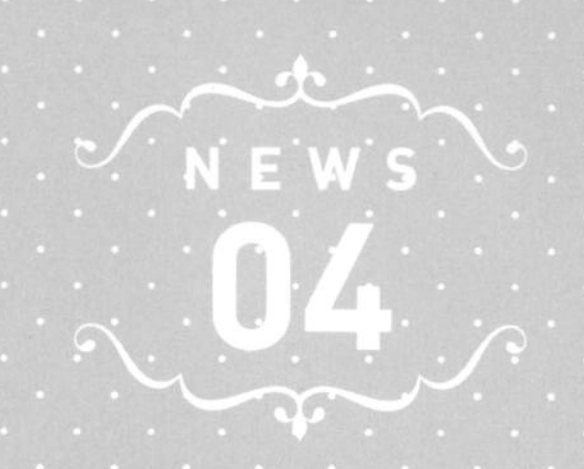

順便合併施術不一定會賺到

「既然要做手術，不如順便再做其它部位吧……。」愛美族常常抱持著好不容易請了假，就乾脆一起把想要改善的地方都一併處理了的心態；也有些怕痛的人會說，好不容易鼓足了勇氣來做手術，不如就全部一次痛完吧；更有些急性的人會說，乾脆一不做、二不休，把所有的美容問題，用手術一次解決算了，也省了照顧上的麻煩。

有許多怕麻煩的愛美族，前往美容科找醫師做整形手術時會順帶提出一起完成的要求，如果此時遇到的是想趁機撈一筆的醫師，他可能會一口就答應你的要求，毫無顧忌地為你動刀，甚至有些醫師會建議多做一些手術來改善你所謂的「美中不足」，順便再賺一手；反之，如果是正派經營的醫師，卻會全盤思慮你的實際狀況，若是認為值得合併處理的，會樂意動刀且完成你的心願，反之若是不適合，他則會潑你冷水，勸你打消此「順便」的念頭，以免得不償失。因為在追求美的同時，安全是最重要、最需先考慮的事。

到底在什麼情況下才能一起動刀？達到愛美者及醫師皆大歡喜的「雙贏」效果？而又在什麼情況下會讓你反而痛了自己皮肉，肥了他人荷包？其實美容手術合併施術是有得、也有失的。

一、得（有益）

可節省時間，將容貌缺失一併解決，且獲得更加整體美的效果。常見的「最佳拍檔」如下：

1. 前額拉皮加上眼袋手術

可將眼睛周圍的老化現象一併改善，包括魚尾紋、眉間紋、抬頭紋、眉眼老化下垂、眼袋及笑紋等等，讓眼睛部位重現年輕亮麗的外觀。

2. 雙眼皮加上隆鼻手術

可將無神的單眼皮及無立體美感的扁平鼻一併改善，達到事半功倍的美觀加乘效果，最契合現代年輕人追求徹底改善的心情。

3. 老化性上下眼皮整形手術

將老化下垂的上下眼皮一併處理，可使眼神容光煥發，年輕迷人。但只適合於眉毛尚未老化下垂的情況，否則須考慮先做前述第一項的手術。

4. 下眼袋加雷射磨皮除皺紋

可將浮腫的眼袋，鬆弛的下眼皮及其表面的細皺紋一舉清除，讓下眼皮區域再現年輕丰采。此為美國這幾年來最風行的整容手術。

5. 下臉部拉皮合併上下眼皮手術

眼睛是靈魂之窗，也是人們目光注視的焦點。下臉部拉皮雖可使臉頰及脖子區域年輕化，但若加上年輕亮麗的眼睛美化改造，將會有畫龍點睛的佳效。

6.上下臉部合併拉皮（全臉拉皮）

全臉老化一併改善，整體美的佳效可想而知。但手術時間會長達六小時左右，故須身體健康，無糖尿病、高血壓及心臟病者才可安全施術。

7.顴骨高突和方形臉合併美化改造

此為臉型輪廓改造手術中最常見且最值得合併施術的美容手術，一來可一氣呵成地雕塑出美麗的臉蛋輪廓，二來可使臉頰相對豐滿起來，達到臉型柔順豐勻的甜美效果。

8.隆乳合併乳頭整形

小巧、挺立的乳頭配上豐滿柔軟的乳房，將使得乳房的美感與魅力達到百分百，而這也是畫龍點睛在人體美化上的最佳寫照。

9.乳房懸高合併隆乳

適用於乳房萎縮且下垂的情況。兩者合併施行才能有效解決乳房缺失，重獲堅挺美麗的玉峰，但乳房懸高術會在乳頭周圍留下刀痕，為其遺憾處。

10.隆乳加上去除狐臭

去除狐臭，無論是採用手術切除，或用抽脂機抽除，皆可經由隆乳手術之腋下刀口一併處理，不增刀痕且可免除雙重麻醉之痛，可謂「摸蛤兼洗褲」一兼兩顧。

11. 腹部拉皮合併腰窩抽脂

「中廣」且鬆垮的腰身，若欲予以美體雕塑，此為最佳拍檔，且經由拉皮刀口做腰窩抽脂，不留痕跡。

12. 抽脂合併脂肪注射

此為掘凸補凹（填補體表凹陷）的美麗做法，同時有「肥水不落外人田」資源回收之優點。

二、失（有害）

手術併發症風險增高（麻藥加重傷害、細菌感染、傷口癒合不良），術中判斷困難，術後恢復期拉長，醫師體力透支致使手術精細度降低等等。常見的「悲情拍檔」如下：

1. 隆乳合併抽脂手術

兩種皆須全身麻醉之手術合併進行，將會使手術時間拉長，上述之缺點都會一一浮現。雖有日本醫師指稱，利用抽脂的脂肪注入乳房內隆乳，似有一舉兩得之妙，但因衍生問題多多，至今尚未獲得全球大多數醫師的認同。

2. 下半身抽脂合併上半身抽脂

悲情理由同前項，另外，抽脂部位皆須穿緊身衣褲數週之久，若上下身皆穿戴，其難受與不方便會猶如木乃伊般，可想而知。

3. 腹部拉皮合併腹部抽脂

雖然可以一併改善肚皮的鬆弛及肥胖，但因易造成肚皮血液循環傷害，而出現術後肚皮壞死的可能，不可不慎。

4. 前額拉皮合併上眼皮老化整形

雖然可一次改善眉毛及上眼皮區域的老化問題，但因前額拉皮時所造成的上眼皮區域腫脹，會影響到上眼皮手術時應切除多少鬆弛眼皮才適切的判斷力，因而易造成術後兩側雙眼大小不一樣的不雅結局。

5. 下臉部拉皮合併果酸換膚

雖然可內外兼顧，達到讓臉皮繃緊、光滑的良效，但因容易阻礙皮膚的血液循環，造成術後傷口癒合不良，形成難看疤痕或壞死的悲情，少碰為妙。

站在美容外科醫師的立場，相信大多數的醫師比較喜歡細水長流的客戶，因為慢工才能出細活，在精雕細琢下的作品才有可能是完美的。而有益美容拍檔將使醫師的技術獲得充分的發揮與肯定，至於那些想飽餐一頓美容整形大餐的性急愛美族們，在暴飲暴食的情形下往往會有「吔緊弄破碗」的下場，為了逞一時之快而遺憾傷身，相信是醫師與愛美族們都不願意見到的情景吧！美容整形金言：美容拍檔，宜三思而後選。

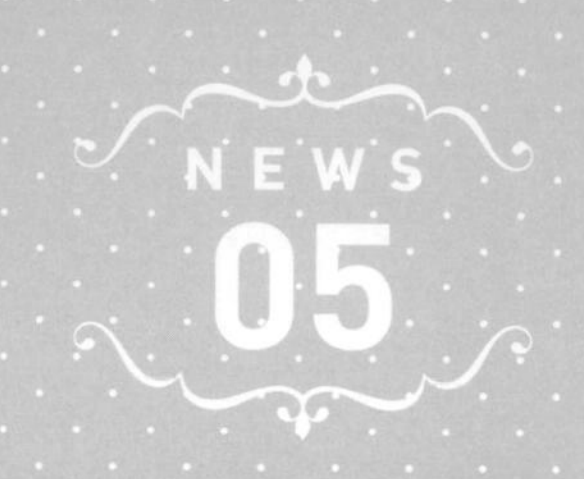

肉毒桿菌素可兼治偏頭痛

肉毒桿菌素可同時除皺、改善偏頭痛

『愛美，不再是女人的專利！』過去兩年，深受女性消費者喜愛的回春利器——「肉毒桿菌素注射除皺術」，已漸漸吸引政治人物及職場男性的青睞。政治人物、職場男性主管，基於不想讓人看出動過「臉部改造工程」，紛紛選擇施打速效且外觀自然的肉毒桿菌素來除皺。

肉毒桿菌素用於治療抬頭紋、皺眉紋的注射點，與治療因壓力、肌肉僵硬所引起之偏頭痛的注射點幾乎相同，因此在抗老除皺的同時，也能消除職場男性壓力大引起的偏頭痛問題，讓男性朋友同時重拾青春與幹勁。

男性臉上的皺紋容易給人嚴肅保守、失去活力、老態龍鍾的感覺，甚至因為外觀給人的感覺進而影響了升遷機會，種種情況使外觀成為政治人物、職場男性除了工作表現之外，十分在意，甚至暗自較勁的項目。身負國家、公司重任的男性決策者，努力工作使他們提早面對老化，皺紋不知不覺呈現在臉上，而且工作壓力，尤其是選戰白熱化伴隨而來的偏頭痛及壓力性頭痛更讓人失去幹勁和活力。但是如何克服不需很長恢復期，就可以復出亮相、避免被人一眼認出動過手腳的尷尬，都是講求效率、注重隱私的政治人物及職場男性，面對美容醫療時最大的考量點。

肉毒桿菌素的注射由於具有速效、外觀自然、無瘀腫尷尬期、針到紋除的特性，價錢又合理，因而成為男性朋友「變臉」之首選療法。同時，肉毒桿菌素在抬頭紋的注射點及前額肌、皺眉紋、鼻眉肌和皺眉肌的注射點，與肉毒桿菌素在治療因壓力、肌肉僵硬所引起之頭痛的注射點幾乎相同，因此在抗老化除皺的同時，也能同時有「去除頭痛」的效果，一舉兩得。

近年來男性進行美容的人數越來越多，男女做美容整形的比例在西元二〇〇六～二〇一三年間，從1：9成長到3：7，足足成長了三倍，年齡層遍及二十至六十歲男性，70％為白領族，30％為學生。其中，選擇施打肉毒桿菌素除皺是男性在非開刀醫療美容方式中的首選（45％），其次為除老人斑（25％）和去痣或贅皮（20％），而男性臉部最熱門的除皺項目分別為皺眉紋、抬頭紋與魚尾紋。

偏頭痛及壓力性頭痛是現代人講求速效及速食文化下社會的文明病，也是政治人物、職場主管、藝人、老師、學生等在壓力下生活者的通病。根據美國神經醫學會去年期刊論文顯示，全美人口有高達18％，即約三千萬人罹患偏頭痛症，發病年齡介於最具生產力的二十五～五十五歲之間，因而造成的社會資源耗損計約為每年十三億美金之鉅。

偏頭痛的止痛藥物服用療法，對於偶發作者（一～三次／每個月）效果良好，但對佔10%的常發作者（四次以上／每個月）則效果較差，且太頻繁服用會有反彈性頭痛的壞現象，另外，口服藥物的潛在副作用如：肝毒性、血小板減少、體重上升等等皆為這些病患的無奈。於是肉毒桿菌素注射去偏頭痛療法的出現，成為該病症的新療法與新希望，它不但可治療且可預防偏頭痛，並可合併除皺。

肉毒桿菌素治療頭痛的作用原理有二，第一為緩解過度緊繃的頭頸部肌肉，另一為使疼痛的感覺神經麻痺，因而阻斷疼痛因子的傳遞。根據美國楚斯特醫師(Dr.Troost)於去年發表的臨床經驗顯示，在一百三十四位病人施打肉毒桿菌素治療頭痛後，有84%的人感到滿意，滿意內容包括頭痛程度、頻率及口服止痛藥劑量皆明顯降低，療效約在注射兩週後呈現，可持續三～四個月之久，而且下一次持續注射後療效會更加。去頭痛肉毒桿菌素注射療法的副作用與除皺注射者相同，即包括提眼瞼肌無力、眉形不對稱、瘀針等等，不過發生程度皆輕微且屬暫時性，數週後可自癒，在專科醫師治療下，這些輕微副作用的發生率一般低於一成。

肉毒桿菌素注射除皺兼去頭痛，可以說是時下最流行的整形術，而且相較於其他整形手術而言更為簡便、安全、不易被察覺，在專科醫師施打下副作用極低且皆為暫時性，數週後可自動復原，相當符合男性朋友講求速效與注重隱私的特質。不過，愛美還是得須尋求專業的醫師治療，包括肉毒桿菌素的時效、劑量的控制、注射技術、施打部位、甚至醫師的審美觀，都會影響施打成果或副作用的呈現，所以千萬不要找不合格的醫師施打，否則一旦造成注射後臉部表情不自然或療效不佳，可就得不償失了！

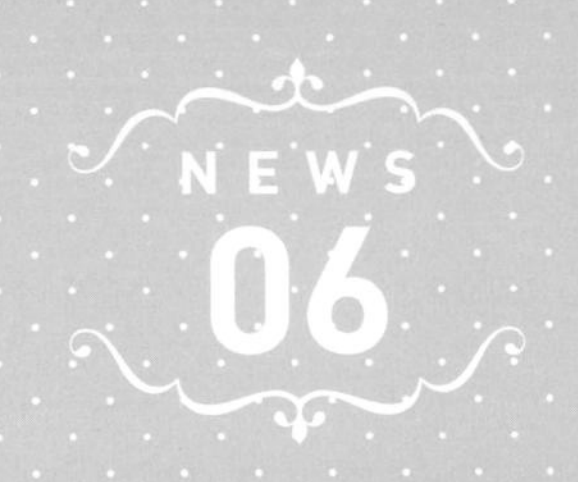

美容整形，找到好醫師就不怕

當你想做美容整形手術時，應該注意哪些細項才能讓美麗及安全都有保障？這是許多愛美人士最常詢問、關心的話題。不論你正在考慮的是何種美容手術，其中最重要的事項就是選擇一位好的醫師。這件事乍看之下好像很簡單，其實頗為困難的事，這篇專文就來介紹選擇好醫師的方法：

步驟一：蒐集候選醫師名單，通常有下列來源可提供幫忙

1. 朋友

朋友往往是最直接的諮詢來源，假若你知道某位朋友已做過跟你正想要做的同樣手術，可詢問他那位手術醫師的名字。但不要馬上決定是去給那位醫師做，因為在醫理上每位病人皆不相同；同樣的每次手術的結果也不盡相同，也就是說你的手術結果可能跟你那位朋友不盡相同。

2. 家庭醫師

詢問你的家庭醫師或你信賴的醫師，同時要探聽他已轉介過多少位病人給這位手術醫師，而這些病人手術後的評語是好是壞。

3. 護士

尤其是開刀房的護士，不論是你認識的或是你的親友認識的都可以去詢問他，藉由這樣獲得有關手術醫師較具體的手術評價及人品。

4. 醫院

打電話給擁有整形外科醫師的院所，詢問其整形外科專科醫師的名單，並探知這些醫師是否有常在做你正想做的美容手術。

5. 台灣整形外科醫學會、台灣美容外科醫學會

這是正牌整形外科專科醫師資訊及名單獲得的最佳來源。你可以拿住家周遭的整形外科專科醫師名單去請教你所信任的醫師，請他提供評論，也可以拿這些醫師的名單比對前述第四項的院所醫師名字，是否真為正牌合格者。

上述學會的詢問電話及網址如下：

台灣整形外科醫學會網址：http://www.prsa.org.tw

台灣美容外科醫學會網址：http://www.tsaps.org.tw

6. 媒體廣告

從報紙雜誌、電視、廣播或電話簿等皆可獲得許多美容手術醫師的名字，不過還是要詳細查閱這些醫師們的評價，因為醫師可任意註明他們的資歷，而無須經由政府有關單位或刊登媒體機關的查證。同樣的在報紙或是雜誌上醫療事件報導的醫師，也可能不盡然是真正的專家或合格的整形外科專科醫師。

步驟二：檢驗候選醫師們的資歷

好的醫師資歷雖然不能保證會有好的手術結果，但此的確可以提高這種可能性。下列資源可提供你進行檢驗：

1. 醫師的專業訓練背景

醫學院只是通才教育，醫學院畢業後在醫院的住院醫師訓練才是醫師專業技術養成的真正場所，而這也是台灣整形外科醫師執照考試時的甄試重點。目前台灣合格、較具規模的整形外科專科醫師訓練醫院，包括有長庚、台大、三總、國泰、馬偕、高醫、成大等醫院。

2. 整形外科專科醫師證書

每個人皆知道要有醫師證書才能行醫，但很少人知道美容手術要找有整形外科專科醫師證書的醫師執刀，才會有美麗及安全的基本保障。這是因為要擁有這種資歷，必須通過三層嚴格的醫師證書考試後才能獲得。首先是醫師證書，它必須有七年的醫學院學歷及通過國家醫師考試後才能獲得。其次是外科專科醫師證書，必須是醫師證書取得後加上四年的外科住院醫師訓練及通過外科專科醫師考試後才能獲得。第三是整形外科專科醫師證書，它必須是外科專科醫師證書取得後，再經過二～三年的整形外科住院醫師訓練及通過整形外科專科醫師考試後才能獲得。

而台灣美容外科醫學會會員證書，則是取得整形外科專科醫師證書後，再經歷三年以上的美容手術實務經驗，才有資格中請而獲得。如此嚴格把關，才能夠使這種精緻細膩及高度技術性的美容手術獲得成功及安全的保障基礎。在就醫時，可查看該診所或醫院內是否有張貼此兩種證書，若你不確定該證書是真是假，可打電話詢問前述的兩個醫學會，是否該醫師擁有此種證書。

3. 醫師的年資經驗

雖然沒有明確的定義說明要多少年資才算有經驗，但台灣美容外科醫學會規定的會員至少需具備三年的美容手術實務經驗，即可供作重要的參考價值。另外，你可詢問該醫師對於你想要做的美容手術是否經常在開或只是偶然開到，以及最近一次的這種手術是何時開的等等，亦可做為醫師年資經驗的參考依據。

4. 醫學會會員資歷

這是目前台灣唯一合格的整形美容手術醫師正字標記。你可以打電話去向上述兩個醫學會確認該醫師是否真的榜上有名，而擔任該兩學會的理事、監事或更上層級的醫師，則是代表其經歷更資深者。

步驟三：親自前往看診

經過步驟一及步驟二的篩選後，你的候選醫師名單可能只剩下二～三位，此時你可親自前往看診和諮詢，一探虛實。看診時可比較他們的人品、醫德，對你要做的手術及併發症的說明是否詳實、回答的問題是否中肯、醫院或診所的設備是否完善以及手術費用是否合理等。最後做出「好醫師」的選擇決定。以下可為參考：

1.上選者

A.做過相同手術的朋友推薦者。B.家庭醫師，或開刀房護士推薦者。C.台灣美容外科醫學會，或是台灣整形外科醫學會會員醫師。D.擁有整形外科專科醫師證書，甚而擁有台灣美容外科醫學會會員證書。E.擁有合格且具規模的整形外科專科醫師訓練醫院的完整訓練資歷。

2.中選者

A.電話簿列名者。B.廣告宣傳者。C.媒體報導者。D.只有一位親朋介紹者。

3.下選者

A.無整形外科專科醫師證書。B.誘導你去接受非本意的美容手術。C.回答你的問題不詳實或規避。D.態度粗魯或無耐性。E.診所簡陋或醫師看起來不專業等。

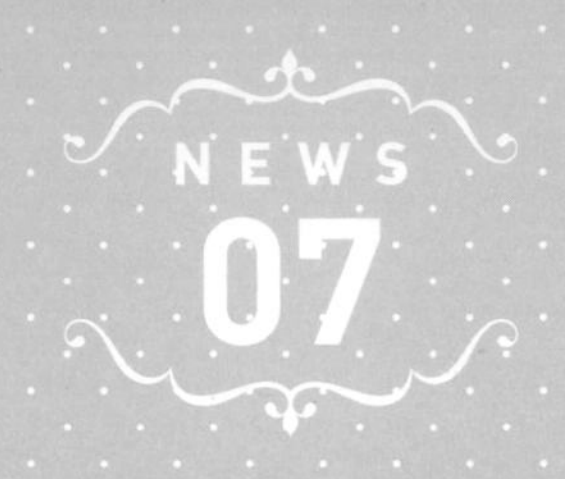

美容整形，安全第一

不論是過去十多年來在長庚醫院整形外科服務，或是出來執業後，總會碰到美容不成變毀容，而哭啼憂傷的悲劇案例。探究其因，多是非整形專科醫師的刀下傑作或病患的無知防患所致。每次除了搖頭嘆息外，皆得苦思對策為其毀容部位修補收尾。

然而，破壞容易建設難，肌膚損毀要再修復回原狀已甚困難，而要達到毀容患者所要求的「修補到美麗無瑕」的境界更是難如登天，因為破鏡無法重圓是眾人皆知的事實，又怎能要求一位凡人的整形外科醫師呢？

雖經曉以「大義」，告知正確美容醫療的知識及其極限，得到的卻往往是患者失望的嘆息或不諒解的抱怨。雖然台灣整形外科醫學會已成立三十二年，會員人數已五百多人，台灣美容外科醫學會也已成立了二十年，會員人數已有三百多人，然而大多數的整形專科或美容外科會員醫師仍服務於各大醫院從事主要之重建整形的工作，開業專做美容整形手術的整形專科或美容外科會員醫師則寥寥無幾，以南台灣尤甚，合格開業醫師人數竟不到四十人，無怪乎，愛美人士遍尋不著，卻輕易經由媒體廣告找上散佈於街頭巷尾無專業訓練及整形外科專科醫師執照的所謂『醫美院所』施行手術，因而常導致毀容。

另外，由於一般民眾缺乏正確的美容醫療資訊，又往往對美容手術抱持著似是而非的錯誤觀念，不懂得如何慎選求診的醫師與地點，因而接受了不當的手術，也是造成美容悲劇的另一主因。

台灣社會由於逐漸開放、富裕，人們開始追求更高級的生活品質，美容整形手術逐漸發展成為現代人追求外表年輕、亮麗，內心挽回自信的新潮流。雖然如此，但想到要在自己身上劃上一刀，就不免會想到「真的安全沒問題嗎？」而心生不安，想要做美容手術，卻又害怕手術失敗而破相，因而臨陣脫逃的人其實也不少。因此，美容手術的安全性遂已成為廣大愛美人士所最關心的課題。

台灣整形外科專科醫師訓練年資

每個人皆知道要有醫師證書才能行醫，但很少人知道美容手術要找有整形外科專科醫師證書的醫師施行，才會有美麗及安全的保障。這是因為要擁有這種資歷，必須通過三層嚴格的醫師證書考試後才能獲得。首先是醫師證書，它必須有七年的醫學院學歷及通過國家醫師考試後才能獲得。其次是外科專科醫師證書：它必須是醫師證書取得後加上四年的外科住院醫師訓練及通過外科專科醫師考試後才能獲得。最後是整形外科專科醫師證書，他必須具備的是三年的整形外科住院醫師訓練經歷；也就是說需要至少十三年的醫師養成訓練才能獲得整形外科專科醫師證書，進而擁有整形外科專科醫師的頭銜。找擁有此頭銜的專科醫師操刀並非代表手術結果就可以包君滿意，萬無一失，但這是安全的最佳維護，並可使美容手術併發症的風險降至最低，且在萬一發生併發症後，有專業能力予以妥善處理，將傷害及後遺症減到最少程度，更何況，整形外科專科醫師是目前台灣唯一受過完整整形外科訓練的醫師資格國家保證。

術前、術後應注意事項

術前一定要親自就診，與醫師坦誠明確地溝通，取得對「美」的共識；並詢探醫師回答是否詳實、說明是否中肯、收費是否合理、設備是否齊全等要點後，再做最後手術醫師選擇的決定，因為一位合格、有醫德、院所設備良善、能坦誠溝通的醫師才是你所要放心委任的美容手術醫師與院所。

術後應該要完全信賴醫師，聽其指示行事，不要自作主張，或聽信他人的建議，以免影響治療成效。若有併發症發生時應即刻回診，勿惶恐轉醫，以免耽誤補救時機，徒生遺憾。

安全問題是每位想做美容手術的人士最須慎重在意的事，若能充分了解並遵行前述事項，則追求美的快樂就不會有後顧之憂了。

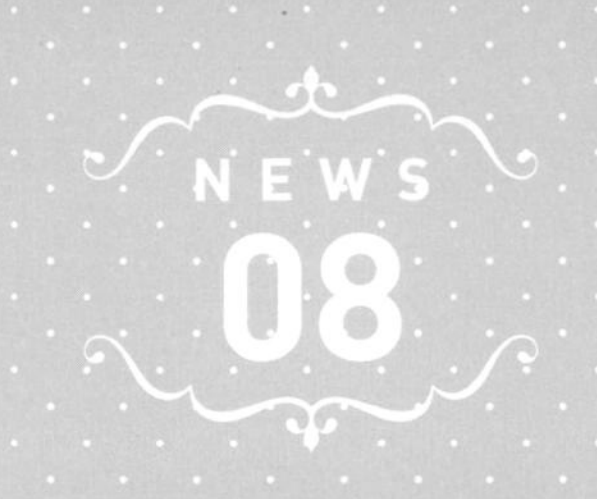

美，還想要更美嗎？

有個人原本不修邊幅，邋遢成性。有一天友人送他一朵亮麗的小花，他找了花瓶來襯托，但又覺得桌上的雜亂與插有小花的花瓶不配，因此動手清理了桌面，之後他環顧四周，又覺得客廳如果能再整潔一點，一定會與清新亮麗的桌面相匹配，於是，一點一滴的，從小地方到大環境無不收拾得一乾二淨。因為一朵小花，他擁有了煥然一新的家。

許多想要整形的愛美族在登門求助時，常會說：只要把眼睛變大一點，我就心滿意足了。可是在整形成功之後，又會要求醫師讓他的鼻子變高挺一點，進而又要求醫師讓臉蛋變漂亮點，體態變得窈窕些。

美的感受是整體性的，光靠美容手術所能給予的侷限性美化改造，是無法滿足人們對全身整體美及神韻的追求。此時，美容手術若能與整體美的造型設計，包括髮型、彩妝、服飾，甚而美姿美儀等相互搭配，則局部的手術美，將會擴展為全身的整體美，相信這才是愛美族尋求美容手術時心底最終的願景。

此外，美是隨著時代潮流在變動的，而美容手術的「成果」，卻是難以再更動的，此時整體美造型的加入與潤飾就可適時彌補，讓美容手術的成果跟著潮流走，一旦搭上流行的列車，美容手術的「保固效果」也會更長長久久的。

所以，最新趨勢的整形觀念應該是：鼓勵愛美族在接受某一程度的美容手術後，再與整體美造型相結合，讓手術的局部美發酵開來，進而成為整體美。

想像那雙做了雙眼皮的眼睛是那一朵小花，你一定希望再擁有一個適合自己的彩妝或髮型、服飾來搭配它們，並以優雅的儀態舉止來陪襯，不就能如願地塑造出一個全新美麗的自己了嗎？

整體造型設計也能幫你加分

有許多人對整體美造型產生誤解，以為整體美造型是那些藝人明星或達官貴族才用得到的，而且造型一次也必定花大錢又耗時。這種想法並不正確，整體美造型的實際做法是藉由彩妝專家及形象造型設計專家指導，找出個人的風格與特色，設計出適合自己的彩妝、髮型與服飾穿著，並教會你如何自己做，不是靠他人服務，當訓練熟練後，你會發現它不需要花很多錢或時間，但卻可以在美容手術後達到更美的境界。

美，還想要更美嗎？如果你在接受一次兩次美容手術後，還有「我還要更美」的想法時，不妨在你決定再次動刀前，試試這種不傷身體、又不太花錢的方法，成功的美容手術加上適當的整體美造型搭配，相信會讓你美得與眾不同！

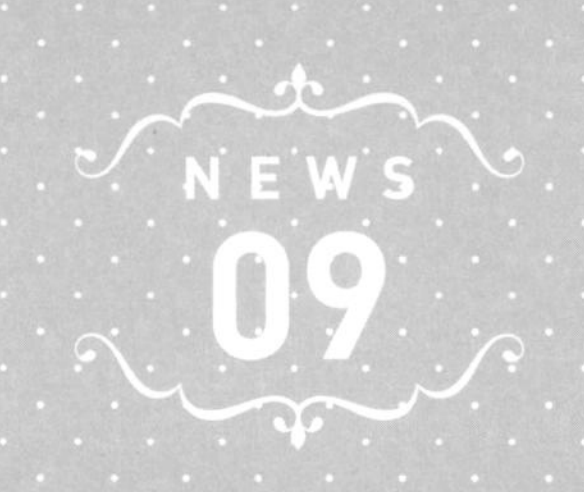

微整形注射，暗藏危機

日前媒體披露國內一名婦人為求隆乳而接受工業用矽膠注射，造成胸部出現腫瘤狀的矽膠硬塊，由於矽膠已在乳房內擴散、與正常乳房組織彼此交錯，且在X光檢查下出現類似乳癌之鈣化斑點，因此在懷疑有合併乳癌的診斷下，平白挨了一刀，切掉無癌的乳房。

這則「美容」不成變「毀容」的新聞，讓人想起國際美容外科醫學會學術期刊 Aesthetic Plastic Surgery Journal，罕見的以頭版及社論方式，針對歐洲使用「永久性微整形注射填充劑」之安全性提出警訊。

該篇社論開宗明義指出，使用永久性微整形注射填充劑，經過長期多年的追蹤研究後，併發症的報告與日俱增。這些併發症包括感染、肉芽腫塊形成、以及外觀扭曲變形……等等。而要根除此併發症十分困難，往往會導致留疤、外觀凹陷或組織功能缺損……等後遺症。以致於歐洲國家，如：荷蘭國家公共衛生及環境研究院（RIVM）與歐洲及國際整形外科醫材品保委員會（IQUAM）先後皆提出警告，建議各國政府必須嚴格立法規範該類經政府核准的新產品和現有產品的使用說明書中，需提及可能發生的併發症警語，瑞典整形外科醫學會甚至已於西元二〇〇四年起禁止永久性微整形注射之治療。因為這些產品會被政府批准合法上市的依據，多半是來自於少量的臨床病患數據及短期追蹤評估的研究報告。

歐洲 CE 及美國 FDA 核准醫療物品之前提在於其安全性，但有時卻無法證據充足。故核准後若市場監督發覺有新的副作用出現時，將會對此核准案重新考量。

被這篇社論點名的產品包括： Artecoll(愛貝芙)、Liquid silicone(液態矽膠)、Bio-Alcamid、Aquamid(雅得媚)、Dermalive、Hydrogel(水膠)及 NewFill ／ Sculptra(顏面真皮填充劑)…等，上述部分產品已在台灣跟大陸合法銷售、施術。

西元一九六〇年代起，國際上開始流行注射矽膠隆乳、隆鼻及豐頰、豐下巴……等等的美容整形，起初幾年都沒問題，且因療效佳、永久有效，及無痛、無疤、免開刀又廉價等特性，深受愛美者青睞，直到數年後，甚至數十年後，才逐漸出現矽膠隨地心引力在患者體內流竄及產生異物反應的問題。

這種不會被吸收的矽膠，一旦注入人體，會如水銀瀉地般與人體組織盤根交錯，即使動手術或抽吸皆沒有辦法完全清除乾淨，除非整區挖掉，但如此則會造成破相或組織功能缺損。

注射矽膠的微整形治療，早於西元一九七五年經世界衛生組織及國內衛生署通令禁止使用，可是直到如今，還是陸續見到新出爐的產品，仍然採用永久性的成份，換個新的產品名稱及行銷方式，以「永久性」的微整形效果為號召，借屍還魂般更新上市，可見我們的衛教與政府把關，仍有不足之處。

整形外科界合法、合格使用的填充劑有兩類：一類是自體組織移植，另一類是皮膚原生物注射。所謂自體組織移植，是將自己身體其他部位的皮膚、筋膜或皮下脂肪、軟骨、骨頭……等，經擷取或抽取後移至凹陷缺損的部位填補；而皮膚原生物，則是指皮膚原本具有的成份，目前安全的注射用填充物，以膠原蛋白和玻尿酸兩種為主，其最長療效為兩年左右。

希望永久有效，恐會造成永久傷害

有些愛美人士可能出於怕麻煩、想省錢、怕痛、不想常整形等因素，傾向「一次注射、永久有效」的美容整形方法。你不妨逆向思考：「永久有效」萬一出現併發症遺害，豈不就變成「永久傷害」嗎？美容不成是會反變成毀容的！

非永久性的療法，雖須定期施打方能維持成效，但萬一有併發症出現，過段時間等藥效過後，併發症也會跟著自然消退，就可恢復原樣，因而可立於安全、不敗之地。貪圖方便、冀求永久有效，等到後遺症產生時，恐怕會成為「永久的遺憾」。

美容整形、安全第一，在永久有效的微整形注射劑其安全性仍有疑慮的國際大環境下，我常勸前來求診要求永久有效針劑注射的愛美者，要將心態更正，勿要求「永效」、而應該要求「長效」，以求安全無虞。何況定期長效注射，不就變成永效了嗎？養成定期做臉，定期保養般的定期微整形注射習慣，才是當今王道。

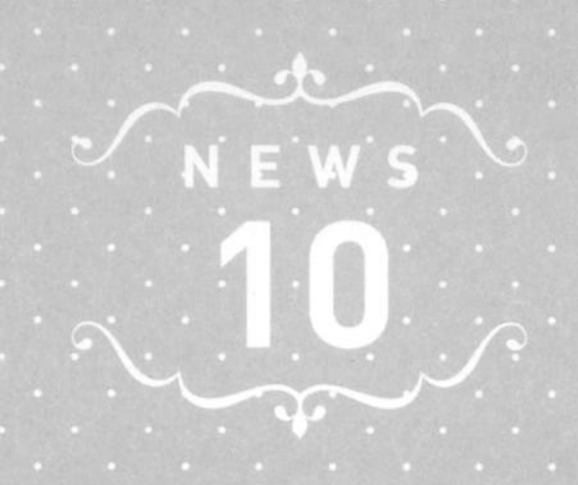

你想變臉無礙嗎？

有次在診間見到一位女生，一頭長髮，細緻的皮膚，坐在診間始終低著頭，我問小姐看診的目的？她才輕輕撩開遮掩住臉龐的頭髮，幽怨的說：有人說我像「三角飯糰」，我不喜歡現在的樣子，甚至覺得自卑，所以一直都留著長髮，希望能把臉遮起來。

聽完這段話，讓我想到白居易琵琶行裡面的「千呼萬喚始出來，猶抱琵琶半遮面」，難道其中的琵琶女，也像小姐一樣有著臉骨寬大的困擾嗎？不然為何要拿琵琶遮著半邊臉呢？當然，過去的歷史來不及考證，但是至少在我眼前的這位現代琵琶女，是可以藉由臉型改造科技讓她不再「半遮面」。

美容性臉形改造手術正夯

東方人天生顴骨高突、臉盤扁寬，尤以韓國人為甚，所以常聽說很多韓國女星在出道前，就先被經紀人帶去削骨、墊下巴，讓自己看起來秀氣、圓順。在醫學上，臉型骨架的美化性削骨整形手術通稱為「美容性臉形改造手術」，常見的有下巴短小、戽斗臉、國字臉、顴骨高突、暴牙嘴型等。以下我整理了有關臉形改造手術的做法、收費標準及注意事項，提供給變臉族們參考：

1. 下巴短小

輕症者可用人工下巴植入填充即可，材質有較普通的矽膠及較好的人工骨頭兩種，手術費用三～六萬元。重症者，必須採下巴截骨術，將下巴骨體切開前移及內固定才有佳效。手術費用從五～十萬元不等，需一～二周的復原期，並須注意下骨槽神經及顏面神經受損的問題。

2. 戽斗臉型

需將下顎骨體切開後移，並用鈦合金骨釘（板）做內固定，手術費用十～十六萬元不等，需二～三周的復原期，並須注意下骨槽神經及顏面神經受損的問題。

3. 國字臉型

中度或重度的國字臉型可以從口內或是從下頜骨角下緣將過多的臉角骨骼及過強的肌肉切除，手術費用十二～十八萬元不等，約七～十天的恢復期，至於輕度的國字臉，可用肉毒桿菌毒素注射於雙頰的咬肌，以達到減少咬肌收縮，進而使咬肌萎縮變薄的效果，讓咬肌附著的下頜骨角因「用進廢退」的生物法則而逐漸退化縮小，達到國字臉逐漸變成瓜子臉的終極目標，一次注射需花費二萬元左右，三個月注射一次，一般治療二～三次以後就會看到明顯效果。

4. 顴骨高突

輕症者只需經口腔內將高突顴骨體磨平即可，重症者除了必須磨平高突的顴骨體外，還需合併施行顴骨弓截骨術將顴骨弓壓平，並同步施行顳邊拉皮術，將顳骨周圍皮膚上拉拉平，如此就可全盤整修將顳骨高突改造成瓜子臉型。手術費用十二～二十萬元不等，需二周恢復期。

5. 暴牙嘴型

輕症者藉由牙齒矯正（戴牙套）一年到二年左右即可改善，重症者需做上下牙床截骨術，板正外暴的牙床及牙齒，並以先進科技產品——鈦合金的骨板（釘）做內固定，術後可立即張嘴，無須經歷傳統固定上、下牙齒六周的痛苦期。愛美者在接受上、下牙床截骨板正手術前後，都必須配合齒顎矯正科醫師的配套齒列矯正治療，手術費用十五～二十萬元不等（不含齒列矯正費用），術後需有七～十天的恢復期。

西方有句名言：「美麗只到皮膚般深，醜卻深到骨子裡」，一語道出人體骨架的美醜是決定人體臉形的重要關鍵。據統計，有九成的人在第一眼與人接觸時是先看對方的臉，所以如何變臉讓臉龐（五官及臉型）給人印象深刻，而且使自己增加自信，已成為許多人的心願。不過千萬別把外觀的美醜視為成功唯一條件，內在涵養及知能進修，才是登龍術的後續必備要件，古書所云：「晏子雖醜，但官至丞相；張飛黑矣，卻美名傳誦」即為明證。

臉形改造的變臉手術雖可使人們「實現夢想」、「改變命運」，或讓人生「重新出發」，但變臉後所造成的心理、社會新適應，必須在手術前充分了解及拿捏，估算自己能否理性去面對及應付外人所給予的評價，才能安然度過新臉龐適應之黑暗期，否則就必須在手術前與手術醫師充分溝通，必要時請教心理科醫師，做好心理準備及輔導工作，如此術後才能得到身心皆健全的美化改造。

PART

3

專業醫師教妳的六堂課

心態調整好了，妳確定、肯定、決定要作美容整形了
市面上琳瑯滿目的整容項目和定價，到底該怎麼選呢？
是要鼻子挺一點？眼睛大一點？怎麼樣的面相才會有好人緣？
這個篇章裡，聽聽專業醫師怎麼說？

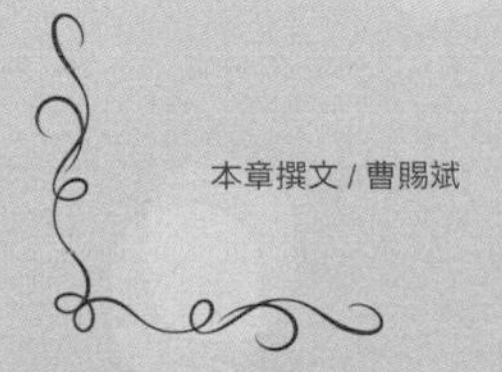

本章撰文／曹賜斌

CLASS 01

過年前的開運變臉大作戰

整鼻型／除表情紋／除眼袋／豐頰

每年的新年前夕，都會有不少人會開始準備進行「臉部整修」，期待以新的樣貌迎接新一年的來臨。擁有「好臉色」在面相學來說，不僅僅只有好看，它還有助於財運、事業、婚姻等運勢之發展。

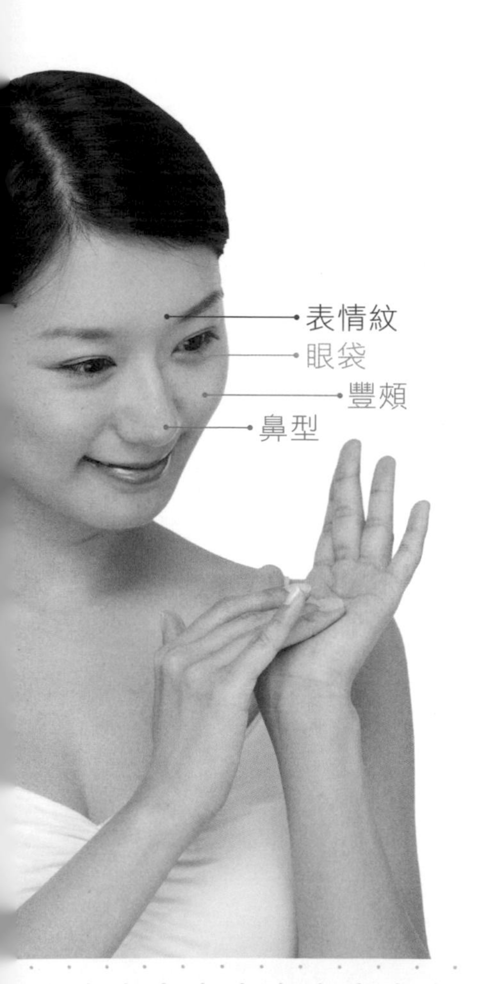

【招財進寶 量身打造好鼻相】

單就美學的觀點來看，基本美鼻的條件為：山根挺、鼻樑直、鼻頭挺翹；鼻子是臉部立體的表徵，高挺的鼻子始能凸顯臉部整體輪廓，另外有好看的鼻型，也能增添一個人的信心感。面相學上鼻子掌管財富，因此閩南諺語流傳著一句話：「鼻若有起，免本也做有生意」，強調出鼻子與財運的相關性。

想要擁有開運美鼻嗎？鼻子若有小缺陷，透過玻尿酸將不足的部分填補，就能達到高挺效果；倘若鼻子需要「大整修」，則可以藉由兩段式隆鼻手術（左圖），就能量身雕塑出高挺美鼻及增添財運廣進的新運勢。

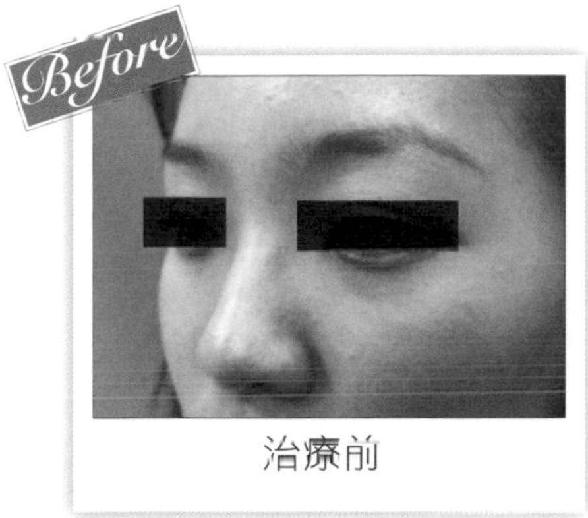

Before

治療前

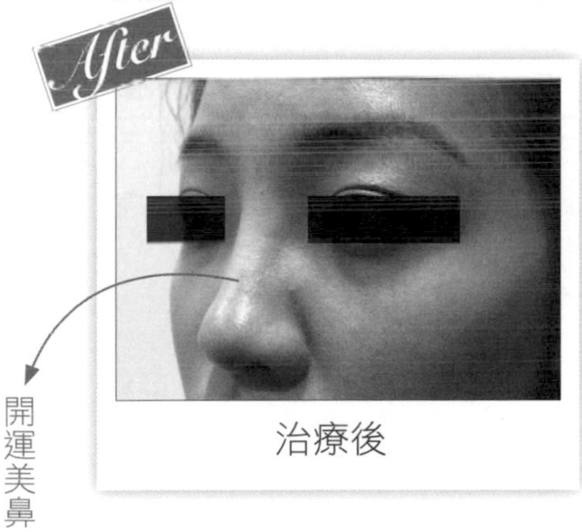

After

開運美鼻

治療後

★ 山根（鼻子）越高挺的人，在面相上會更有錢，與財運有關，所以來整鼻子的人相當多。

【事業有成 快速消除眉間紋】

眉頭深鎖的你，容易讓人感覺到看起來很憂鬱嗎？你可知道兩眉之間（俗稱印堂）在命理上掌管著命宮？命宮是指一個人的七情六欲，會先在印堂凝聚或擴散，因而命宮有紋路，表示有不佳之相，命理上可是會影響整體運勢的喔！

眉間紋的產生與表情及情緒皆有相關性，憂愁的人眉間紋更是明顯，想要擺脫這樣的「負面形象」，可以透過肉毒桿菌素與玻尿酸相互搭配注射治療，即能消除動、靜態眉間苦紋，讓運勢一飛衝天。（如左圖）

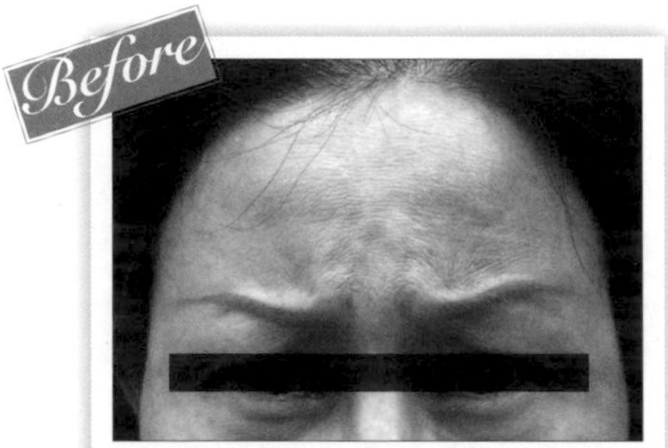

Before

治療前

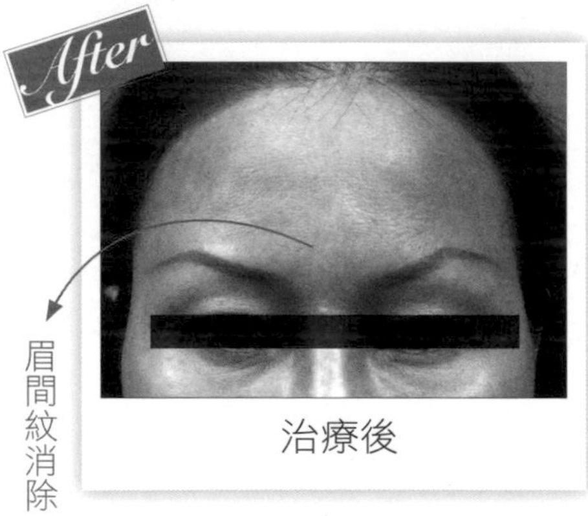

After

眉間紋消除

治療後

★ 經常皺眉的人看起來就很苦惱，運勢不佳；肉毒桿菌搭配玻尿酸可以消除眉間動、靜態皺紋。

【子女賢孝 填平眼袋溝不留疤】

面相學上掌管子女宮與桃花運，因此眼袋是否平整，會影響自己與子女緣份的深淺、子女賢孝與否、異性緣的好壞。但是惱人的眼袋問題一旦出現後，就不會自然平整恢復。眼睛的四周是臉部老化最快的部位，尤其是眼袋和淚溝，都會讓人看來更疲憊、蒼老，而且不管男、女生都無法倖免。

眼睛四周的皮膚較薄，所以只要作息不正常或是用眼過度，皮膚就容易失去彈性，現在連許多二十多歲年輕人都開始出現眼袋、淚溝的問題。我以自行研創的新式眼袋手術「眼袋脂肪下舖眼袋溝及外縫線固定術」，一次手術同步改善眼袋、淚溝及皮膚鬆弛等眼袋全部問題，至今已造就兩百多個成功案例。手術方式於西元二〇一二年十二月在臺灣美容外科醫學會第九屆學術年會上發表專題論文，獲得會場醫師高度正向評價。（如下圖）

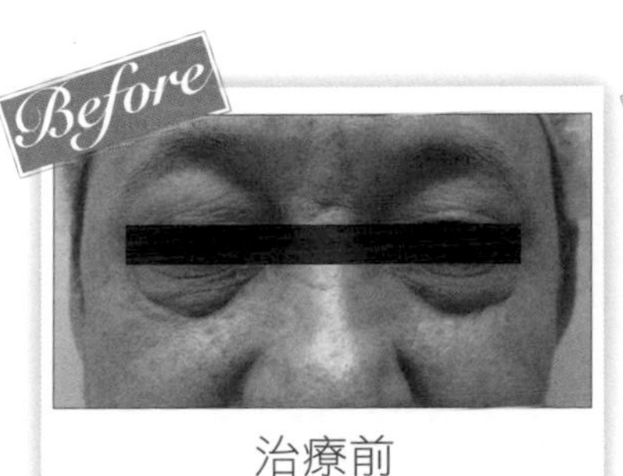

治療前

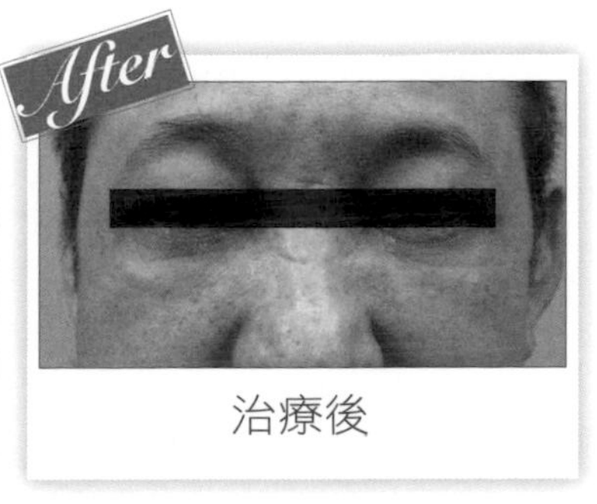

治療後

★ 眼袋太重、太深的人，常會給人沒有元氣的印象，看起來疲憊又蒼老。

突破眼袋手術困局，眼袋問題全解

眼睛只要出現浮腫，就會給人精神不濟及老態的觀感。為了改善眼袋問題，多數的愛美者都會勤塗眼霜保養，外出時再搭配化妝，遮掩自己的缺陷，但是成效大多不盡理想。其實，眼袋一旦產生，就不會消失，且會逐年惡化；因此不少的愛美人士，尤其是高階社群者，為了有效又快速的消除眼袋，或是維護職場壯盛形象與地位，紛紛選擇眼袋手術治療。

傳統的眼袋手術，著重在移除多餘脂肪，或將眼瞼內層筋膜縫緊，阻止脂肪凸出，但多數會出現眼袋溝殘留問題，造成美中不足。新研創的「新式眼袋手術」，是廢物利用將多餘眼袋脂肪下移填平眼袋溝，再以獨特外縫線技術固定下移脂肪於眼袋溝處，之後將鬆弛的下眼皮予以拉提修剪，一次手術同步改善眼袋、眼袋溝及皮膚鬆弛等眼袋全部問題，讓眼睛呈現年輕亮麗光采。

新式眼袋手術特色

特色一：獨創「外縫線固定術」，填平眼袋溝不留疤

為了同時改善眼袋及眼袋溝問題，以獨創的外縫線將脂肪往下拉，填平眼袋溝，並以無菌美容紙膠固定縫線於皮膚外，四天後再進行美容紙膠及縫線的拆除。

特色二：獨創「神經阻斷式麻醉法」，降低手術疼痛感及腫脹程度

傳統方式會在手術部位多處施打麻藥，此容易增加施打時的疼痛感及腫脹度，獨創的「神經阻斷式麻醉法」，猶如點穴般，只打兩點且少量麻藥即可大幅降低上述缺失，對於怕痛且擔心術後瘀腫期長的愛美人士，堪稱為整容福音。

Before

1 手術前

★ 手術前眼袋、眼袋溝明顯，下眼皮鬆弛下垂，呈現老態

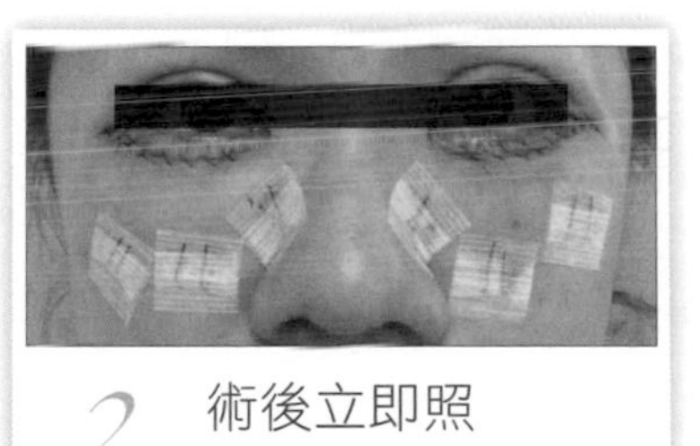

2 術後立即照

★ 三條外縫線以無菌美容紙膠固定。

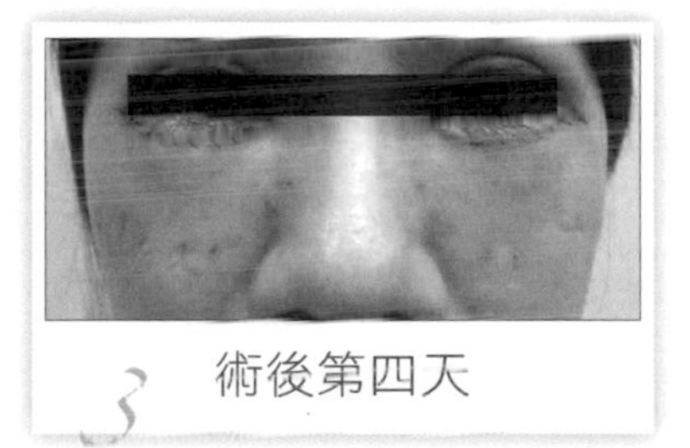

3 術後第四天

★ 拆除無菌美容紙膠以及外縫線，縫線針孔不會殘留。

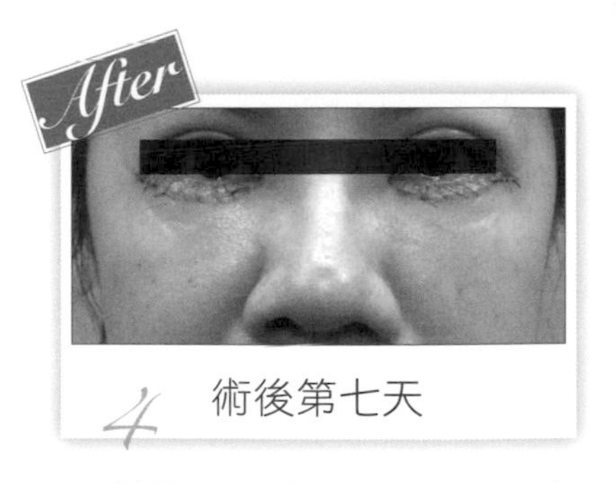

4 術後第七天

★ 拆除下眼線縫線，瘀腫已大致消除，眼袋、眼袋溝、眼皮鬆弛三大問題全解決，呈現年輕亮麗風采。

新式眼袋外開與內開之介紹及比較

	內開法	外開法
切口處	下眼瞼內（眼皮內側結膜）	下眼瞼外（下眼睫毛下緣）
有否疤痕	無疤	疤痕藏匿於睫毛下緣，不易察覺
適用對象	輕度眼袋（眼泡），且無下眼皮鬆弛症狀者。	中、重度眼袋，下眼皮亦呈現鬆弛者。
解決症狀	眼疱、眼袋溝	眼袋、眼袋溝、下眼皮鬆弛

後續補強美麗小秘訣

方法一：術後傷口完善照顧，療效快速展現

手術後可以搭配療程護理，降低傷口感染及血腫的風險、有效縮短腫脹不適的尷尬期，加速雙眸展現年輕亮麗之光采。

方法二：搭配微整形，美麗加分

想要進一步改善眼周的老化症狀，讓術後效果好，可以在眼袋手術後二到四週，搭配下述的微整形注射治療：

1. 肉毒桿菌素：改善下眼皮及眼尾處笑紋（動態細紋），讓美麗加分，並保固久久。
2. 玻尿酸或自體脂肪填補蘋果肌處：打造Q嫩蘋果肌。

新式眼袋外開手術案例

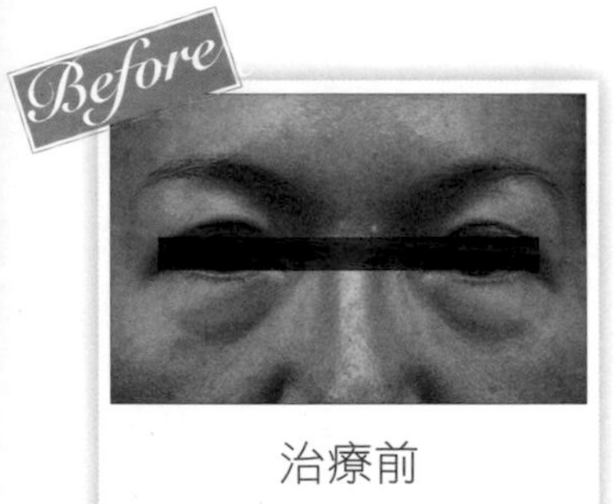

治療前

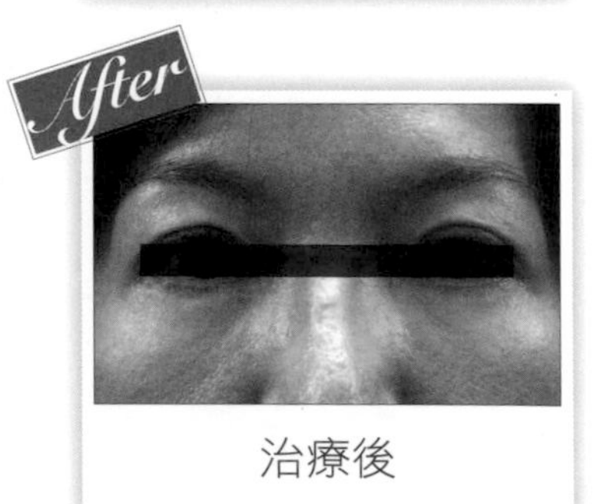

治療後

【婚姻幸福 填補臉部凹陷】

面相學上的「夫妻宮」，位在俗稱「太陽穴」的位置，這個部位關係著夫妻間情份之深淺，一個人年紀愈來愈大，臉部脂肪和膠原蛋白會逐漸流失，雙頰及太陽穴看起來就會越來越消瘦。

自體脂肪注射具有豐潤臉部效果，適合填補臉部凹陷，可修整夫妻宮（如左圖）；若再搭配臉頰和蘋果肌的豐潤，就會呈現出如蘋果般的迷人曲線，微微一笑即能散發甜美氣息，夫妻情感自然更為融洽。

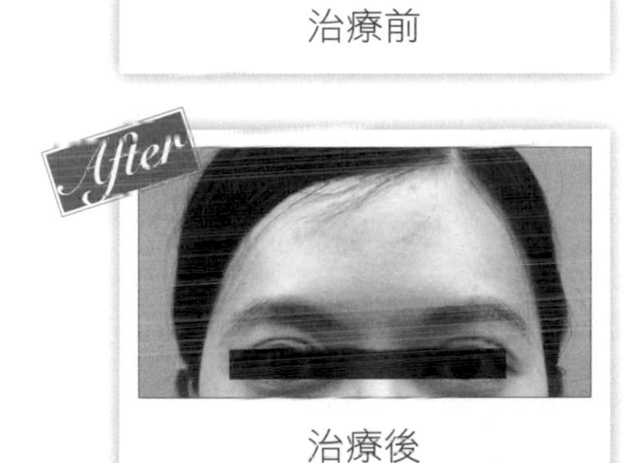

★ 使用自體脂肪來填補太陽穴能修補夫妻關係，也讓臉部整體看起來更年輕。

CLASS 02

犀利人妻大反攻，四招教你變年輕

蘋果肌／修整眼皮鬆弛／抽脂塑身／拉皮

台灣前陣子相當流行的電視劇有「人妻」、「小三」情節，成為市井話題焦點，國內更是掀起一股犀利人妻效應，也帶起一波愛美風潮。人妻也可以青春美麗的，千萬不要自認為你已經踏入婚姻，就把自己當黃臉婆。但無論選擇了何種美容整形術，一定要注重「安全第一」，應慎選正確療法及醫者。此外，除了靠美容整形術讓外在變得迷人有自信外，也要自我檢視，誠實面對自己的內在，透過心靈更新改造方式，提昇自己的內在美能量，結合整形後之外在美，進而讓別人更加愛你。下面有四招秘訣，助各位人妻絕地大反攻！

【第一招：玻尿酸或自體脂肪注射**豐頰**、**蘋果肌**】

飽滿豐頰是年輕的象徵，但隨著年齡增長，臉頰脂肪會逐漸流失，看起來就會顯得凹陷與老態。雙頰飽滿及蘋果肌再現，能夠使人看起來年輕又亮麗，人見人愛。

治療前

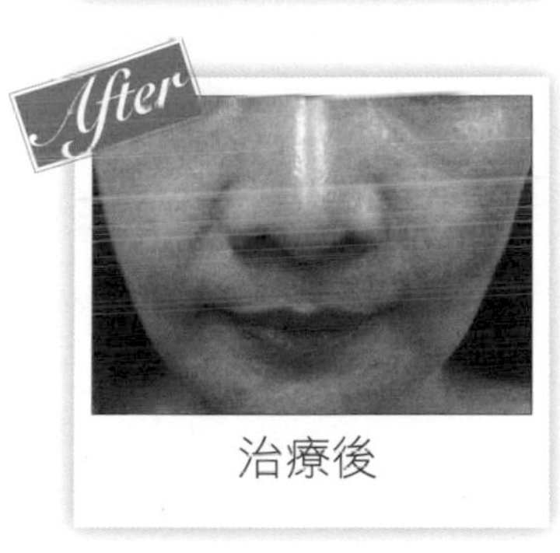

治療後

★ 用玻尿酸或是自體脂肪都可以豐頰，讓臉頰飽滿，只是玻尿酸較不持久，六至十二個月就會被身體吸收。

【第二招：老化性上眼皮整修術＋新式眼袋摘除術，迷人電眼再現】

臉上老化問題最早是從眼睛周圍開始發生，包括眼皮下垂、泡泡眼、黑眼圈或淚溝型眼袋等。老化性上眼皮整修術＋新式眼袋摘除術可將上眼皮鬆弛下垂及下眼皮的眼袋、淚溝問題一併解決，擺脫眼睛周圍的老化問題。

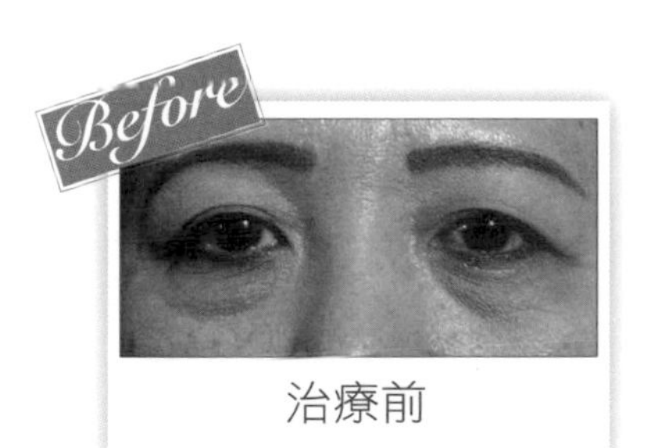

治療前

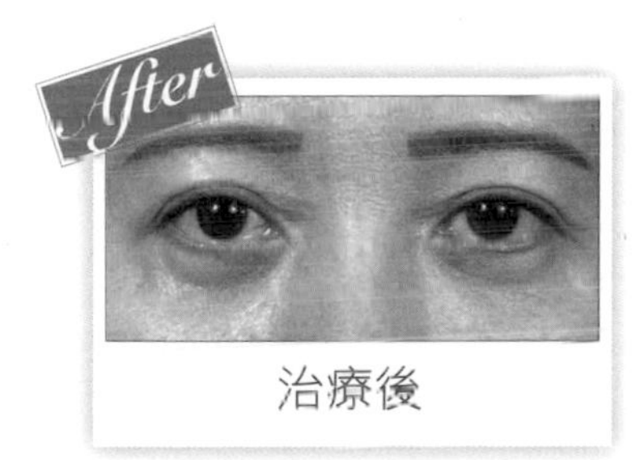

治療後

★ 眼皮下垂、泡泡眼、黑眼圈或淚溝型眼袋都會讓你看起來老化，只要改造眼周問題，就能看起來更年輕。（範例一）

挽救鬆弛老化雙眸，逆齡回春秘術

原本客服小貞有一雙漂亮放電的雙眼皮，卻因年過三十歲開始出現老化鬆弛現象，以及受到地心引力下拉的影響，導致上眼皮鬆垮下垂。為了維持原有的美麗，因而將眼睛奮力睜大，卻造成額頭上的抬頭紋多了好幾條，整個人瞬間也老了好幾歲。

其實，小貞的情形主因是上游前額區皮膚老化性鬆弛下垂，導致下游區之眉毛下垂合併眼皮鬆弛下垂，眉眼之間的距離也因而縮短。從外觀看，原本的雙眼皮會變成內雙或不明顯、眼睛外側輪廓逐漸下垂形成三角眼，嚴重時視線會被遮住，甚至影響到視力。治療此種眼皮下垂的手術方式有其關鍵取決點，而

醫師建議之眉眼間距 & 眼皮修整對策

眉眼間距	治療對策	外開法
2.5 公分以上	此屬眉毛無下垂狀況，可直接進行「老化性上眼皮整修術」，將老化下垂的眼皮修除，即可亮麗重現。	
2.4~2.3 公分	年紀大者（四十歲以上）	建議進行「眉下切口上眼皮整形術」（如範例一），亦可做「老化性上眼皮整修術」，但術後眉眼間距會更低，整體美觀度會較不足。
	年紀輕且無皮膚鬆弛者	做雙眼皮整形手術前若眉眼間距低於 2.4 公分時，可自己或委由醫美師用修眉（眉下半部）及畫眉（眉上方）的方式，先將眉眼間距調高為 2.5 公分及以上，之後醫生才可以放心的做雙眼皮整形手術，以達到眉開眼笑，好看的雙眼皮效果（如範例二）。
2.2 公分及以下	建議進行「前額拉皮提眉術」，不可要求醫師做「老化性上眼皮整修術」，否則術後眉毛會更加下垂， 擠壓眼皮造成眼睛感覺兇兇的，眼皮厚厚的，像在瞪人一樣，比手術前還難看，最後還是須要再做「前額拉皮提眉術」，才能徹底解決問題。	

其取決重點在於眉眼的間隔距離（眉上緣至眼睛瞳孔中心點間的距離），簡稱為眉眼間距，又稱為「美的距離」。手術前整形外科專科醫師會事先評估衡量此眉眼間之美的距離，再依照客戶整體症狀決定最適合的手術方式，如左圖所述，即能告別愁眉苦臉的外觀，轉變成眉開眼笑的風采，重現電眼美眉的迷人雙眸。

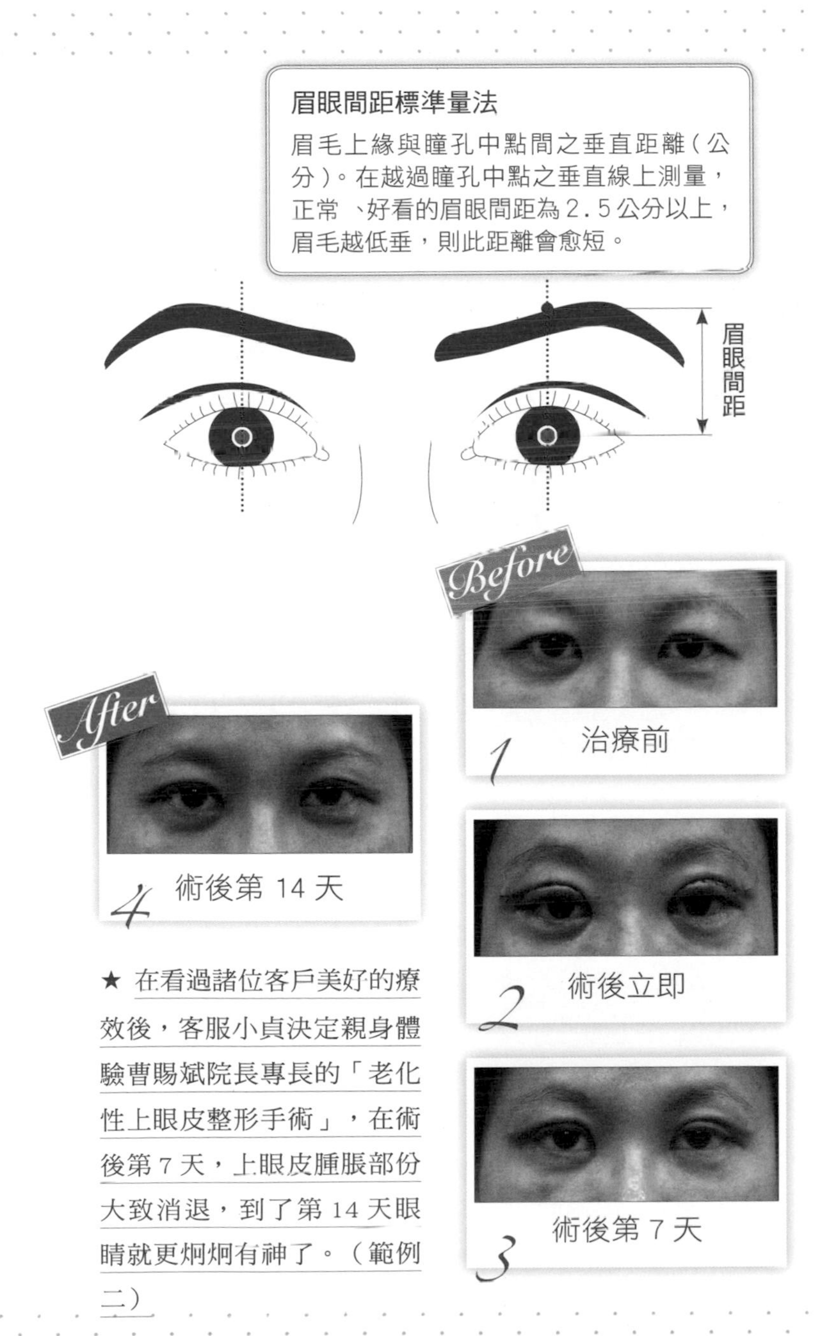

★ 在看過諸位客戶美好的療效後，客服小貞決定親身體驗曹賜斌院長專長的「老化性上眼皮整形手術」，在術後第 7 天，上眼皮腫脹部份大致消退，到了第 14 天眼睛就更炯炯有神了。（範例二）

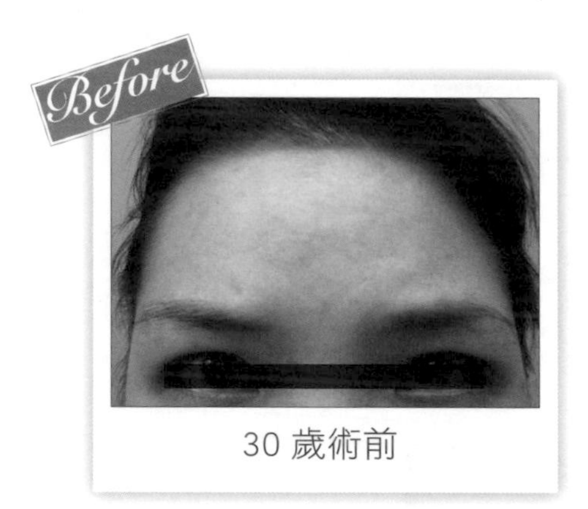

30 歲術前

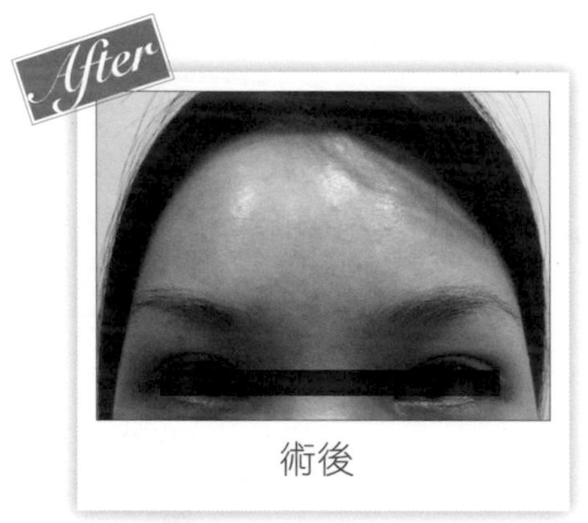

術後

★ Alice 在 22 歲時曾經在台北某知名診所做過雙眼皮手術，不到三年就發現雙眼皮摺痕變窄了，又回到原診所再做雙眼皮加寬手術，三十歲時發現自己雙眼皮又出現明顯下垂變窄的狀況（如上圖左所示），因此前來問診，要求曹賜斌院長再幫她做雙眼皮加寬的手術。經過曹院長診視後，發現 Alice 除雙眼皮變窄外，眉眼間距也太窄（小於 2.2 公分，正常為 2.5 公分以上），且眉毛有高低不對稱的情況，若依 Alice 要求再做一次雙眼皮加寬手術修剪掉下垂的雙眼皮，則會促使眉毛更加下垂，造成眉眼擠在一起呈愁眉苦臉狀，及更為難看的雙眼皮；因此建議她改做前額拉皮提眉術，將下垂的眉毛及上眼皮同步提高，以恢復年輕、好看的 2.5 公分以上的眉眼間距，同時可改善眉毛高低不一的情形，術後 Alice 一舉呈現眉開眼笑、眉清目秀的眉眼整體美改善的佳效（如上圖右所示），且不需在雙眼皮處再動刀。另外因上拉修剪及縫合處為緊實的頭皮區，而非鬆軟的上眼皮區，因此術後保固期可從雙眼皮的一、兩年，拉長到頭皮的五至十年之久，更棒的是刀口藏在頭皮內，眼皮及眉毛處皆沒有刀口。

過低的眉眼距離，即使再做雙眼皮也不會好看，因術後眉眼距離會更低，變成愁眉不展、兇兇的外觀。徹底解決的方法則是前額拉皮提眉術，才能獲得眉眼全面醫治，達到逆齡回春及保固久久的佳效。

前額拉皮提眉術適用於眉眼間距小於2.2公分者，拉皮部位在於眼睛水平上之額頭及眉眼區，刀口藏在頭皮內看不出。三十至五十歲之輕熟女或二十五歲以下之年輕人眉毛位置太低者皆適合做（見左圖）。它主要目的是在提眉兼提上眼皮，並非俗稱的拉臉皮術，此為許多愛美者錯誤認知之處。拉臉皮手術則適用於年紀較大，五十歲以上之熟女、熟男，拉皮部位在於眼睛水平以下之臉頰及脖子區，刀口藏在顳邊及耳前、耳後。

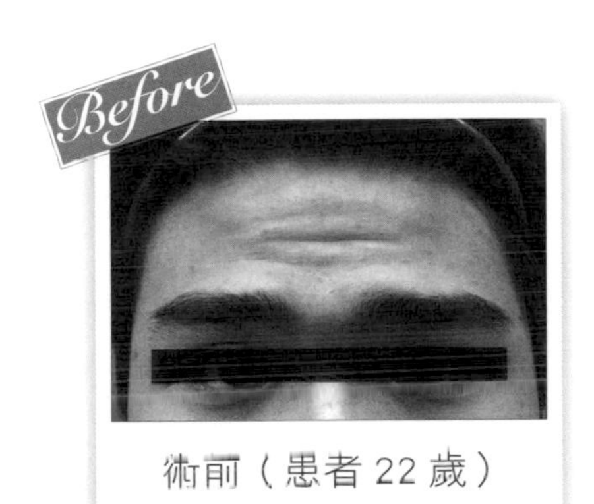

術前（患者 22 歲）

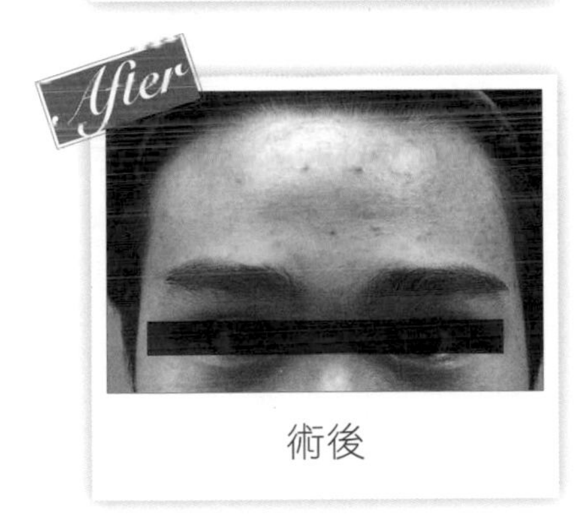

術後

★ 前額拉皮提眉術讓眉眼間距拉開及額頭平整。

【第三招：三合一高效抽脂術，重現窈窕魔鬼曲線】

許多人妻的共同煩惱就是，生產後沒辦法消除腹部那團贅肉，不能再穿緊身苗條的衣服，有的還被老公戲稱為「大腹婆」，此時選擇抽脂塑身不僅效果快而且安全度高，又能達到減肥的附加效應。

這裡所謂「三合一」，是指動力抽吸術抽脂及術前術後推脂按摩，優點是指可使抽脂量增多、出血量減少，且可縮短手術時間，並有效改善術後波浪紋路之不雅外觀，大幅提升抽脂效果，使身材蛻變成穠纖合度，是人妻犀利化的有效武器。

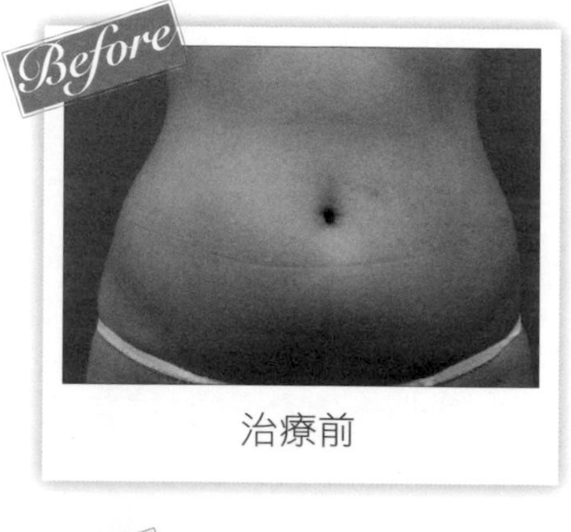

治療前

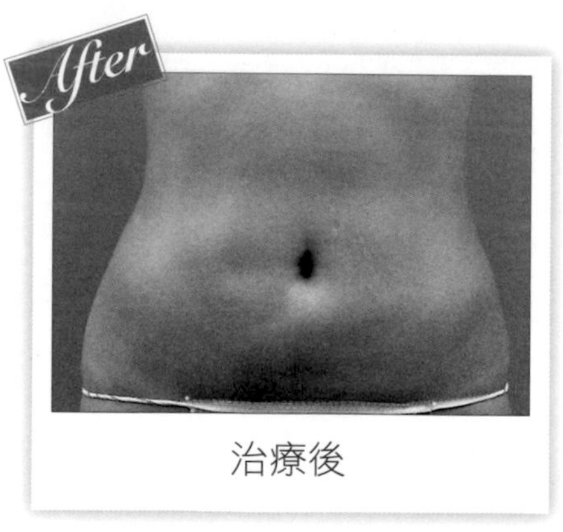

治療後

【第四招：拉臉皮＋抗老化食品 反攻小三之年輕小臉】

人體的每個「零件」都會走向衰老，只是過程有先有後，根據美國專家研究顯示，臉部皮膚老化最快，大約二十五歲就可能出現衰老跡象，肝臟最慢，七十歲才變老。

臉皮跟著歲月時光一步步往下垮，肌膚也逐漸失去彈性，皺紋越來越多的深刻在臉上，兩頰下垂連嘴邊都越來越明顯，八字形的法令紋牢牢掛在嘴邊，老態無所隱藏。拉臉皮手術可讓臉部曲線改善，可有上提臉頰及下顎贅肉，讓下垂大臉變回年輕小臉，使鬆弛的下顎線上提、垂贅的肉也變得較為緊實，再加上服用抗老化食品由內在調養，就可延緩老化。

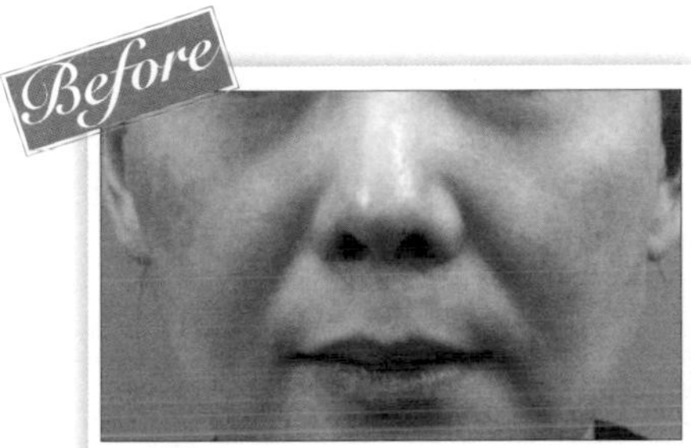

Before

治療前

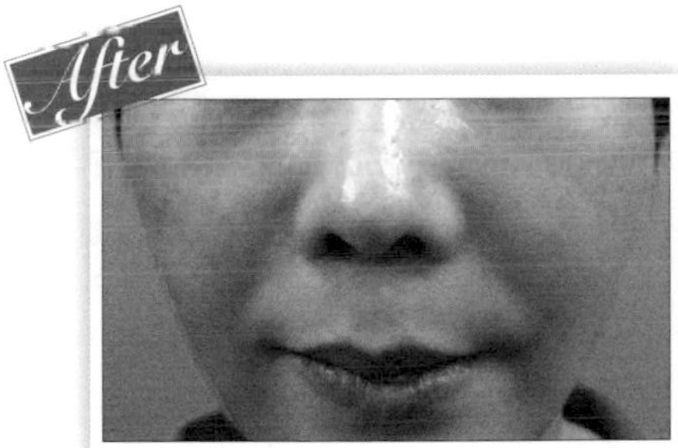

After

治療後

★ 拉臉皮的手術效果很好，是很多資深人妻抗老回春的必殺絕招。

CLASS 03

自體脂肪填補，自然又省荷包

豐頰、填法令紋

還記得話題女王許純美為了讓感情順利，傳出曾花費六、七十萬，在全臉注射玻尿酸，包括讓兩頰變豐滿、豐兩邊的太陽穴，甚至連鼻子、下巴及嘴唇，都打了玻尿酸。不過並非每個想變漂亮的人，都能擁有如此財力，由於施打玻尿酸約一至二年左右，會逐漸被人體吸收，所以需要定期補打，對於比較缺乏經濟預算的人來說，在費用上可能略嫌昂貴。除了施打玻尿酸外，其實是可改採自體脂肪注射，可達一次永效，費用算起來則會更為經濟實惠。

景氣不佳，這幾年想靠臉部整形改運的民眾激增，求診的人當中，有人想豐太陽穴（夫妻宮）來增加貴人運、求好人緣，或是想讓夫妻感情更順利；還些人兩頰凹陷，看起來形容枯槁、缺少福氣的樣子；甚至想去除法令紋，讓自已變得青春有活力。雖然運用玻尿酸、肉毒桿菌素來開運整形是常見的方式，不過兩者在過一段時間之後，都會被人體吸收，必須定期補打注射。

【自體脂肪代替玻尿酸來充填凹陷】

微整形可以透過自體脂肪注射來替代玻尿酸。自體脂肪注射是先抽取大腿或腹腰部等囤積過多的脂肪，經過離心篩選後，將精純的脂肪組織注射到顏面凹陷部位，此脂肪組織會在新的移植部位存活下來，如此即可改善凹陷變醜的太陽穴、臉頰或法令紋……等部位，因是自己的組織，故而不會有排斥或過敏等不良反應。此外，抽脂區曲線亦會較苗條，故有一舉兩得之益處。依據臨床經驗，接受自體脂肪注射的人，僅有約10％機率需要再補打，此符合精打細算之利，而且脂肪三個月定型後，就不會再持續被人體吸收，可說是一勞永逸的醫學美容新選擇。

不過值得注意的是，自體脂肪注射適合顏面凹陷或需要再豐腴的地方，以飽滿為目標，如：豐太陽穴、豐頰、填補法令紋等，比較不適合用來處理眼周等細紋，因為該部位若注射顆粒較大的脂肪，會造成矯枉過正之凸起，這部分建議使用玻尿酸較佳。

另外，自體脂肪我也不建議做豐胸，因為注入的脂肪在乳房內可能會出現肉芽腫、纖維化、鈣化等現象，會混淆乳癌或乳房腫瘤的診斷，而導致安全生慮。

自體脂肪注射術成果大檢閱

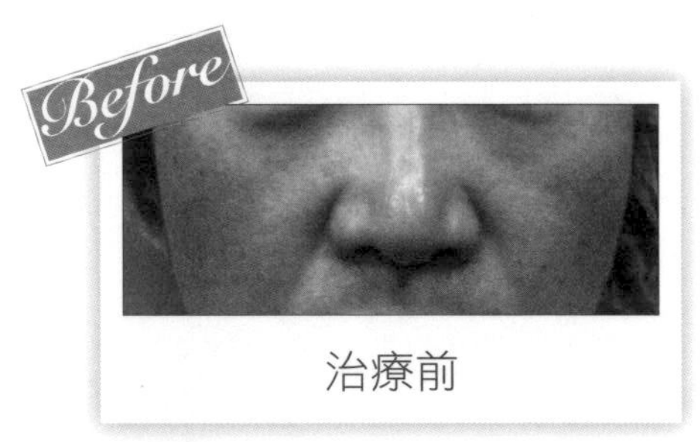

治療前

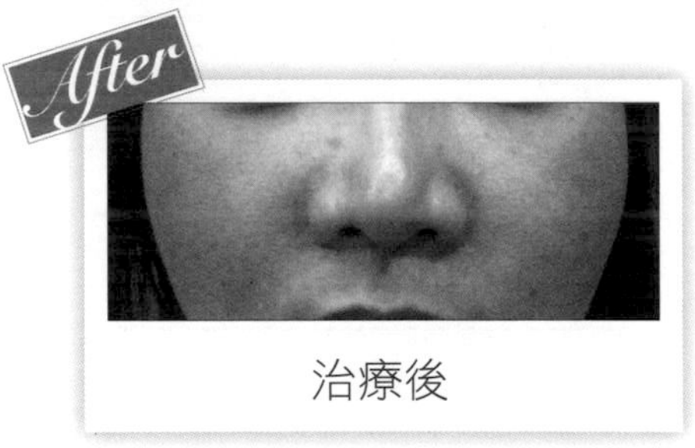

治療後

★治療前顴骨下溝、眼袋溝明顯，術後顴骨下溝及眼袋溝填平後，可獲得蘋果肌飽滿的年輕化效果。

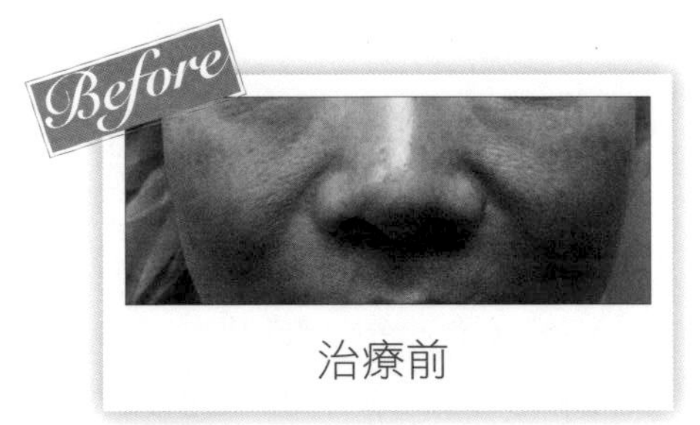

治療前

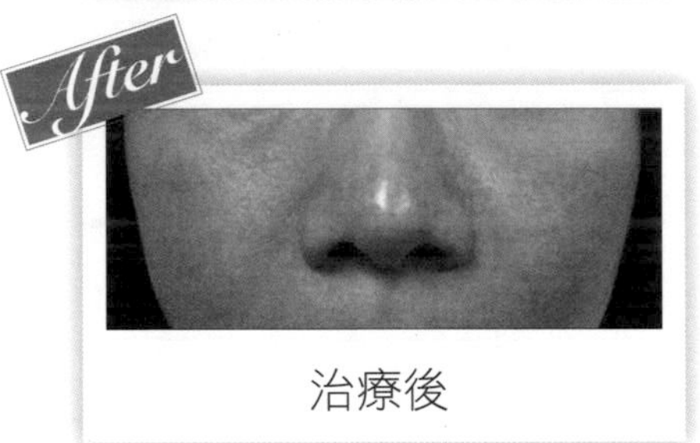

治療後

★法令紋填平後可獲得年輕化效果。

CLASS 04

術後按摩才是隆乳成功關鍵

矽膠隆乳／鹽水袋隆乳

「深V、爆乳、G奶…」擁有傲人雙峰的女星，永遠是鎂光燈的焦點，無怪乎隆乳手術一年四季都是整形外科的人氣項目，不過，市面上仍充斥著「無痛、無疤、免開刀、免按摩、保證升級D」的不實豐胸廣告，吸引著許多無知的愛美族吃虧上當；此外仍有為數不少的密醫在坊間違法施打小針隆乳，造成許多併發症，花了錢卻換來一對扭曲變硬的雙峰，真是『賠了夫人又折兵』！

術前檢查的重要性

完美隆乳計劃的第一步就是「術前檢查」。因為隆乳手術是專精的手術，所以必須於術前仔細考慮及詳細檢查才能全盤掌握狀況。而乳房攝影檢查不僅能診斷乳癌，更能夠瞭解愛美者

完美矽膠隆乳計畫 — 術前、術中、術後

	術前	術中	術後
計畫	乳房攝影檢查 & 泌乳激素檢查	乳暈筋膜下隆乳術 & 果凍矽膠義乳植入輔助器	專業醫美師照護與按摩
優點	醫師全盤掌控乳房狀況，杜絕術後不可預知的情況發生	1. 術後少痛、恢復期短 2. 疤痕隱藏看不見 3. 乳房柔軟自然	杜絕包膜攣縮造成乳房變硬、變形之後遺症

的乳房狀況，讓醫師能在術前做完整的瞭解及準備，杜絕不可預知的情況發生。

如果以「乳暈切口」施行隆乳術者，尚需要增加泌乳激素檢查，避免手術及術後的按摩可能會刺激乳腺分泌過多的乳汁，而造成術後傷口刺激及感染的情形發生。

【優點最多、適用性最廣的隆乳手術】

各式隆乳手術都有其適用條件，每個人都需依照自身體質條件量身打造，在各式隆乳手術中以「筋膜下隆乳術」優點最多，包括術後乳房外觀柔軟自然、出血量低、瘀腫期短、術後疼痛感低、按摩較不易疼痛等，若乳暈直徑3公分以上女性，經醫生評估適合以「乳暈切口」施行筋膜下隆乳手術者，則可搭配使用「果凍矽膠義乳植入輔助器」，如此可更進一步達到完全隱藏疤痕的優點。（如左圖）

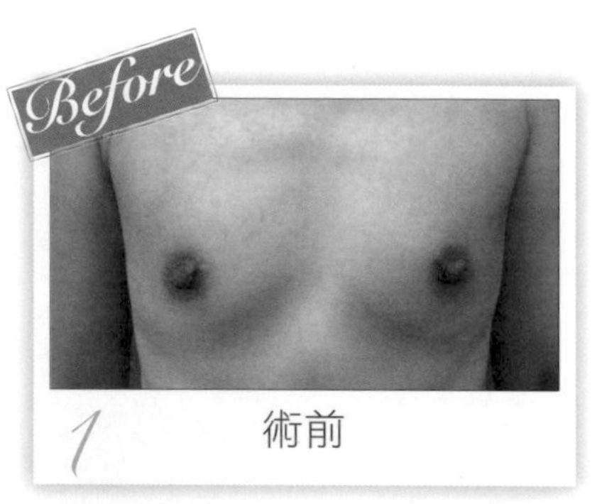

1 術前

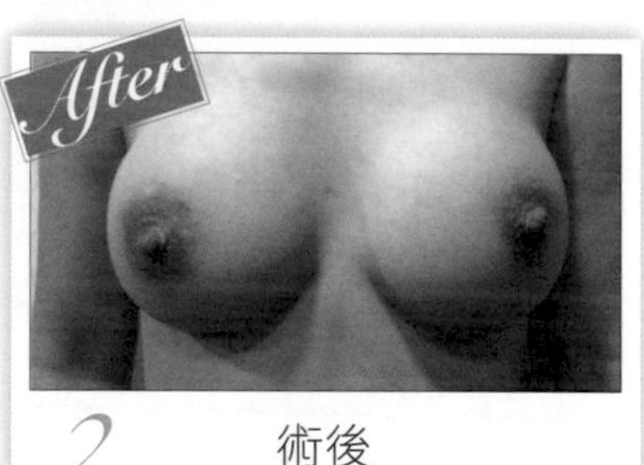

2 術後

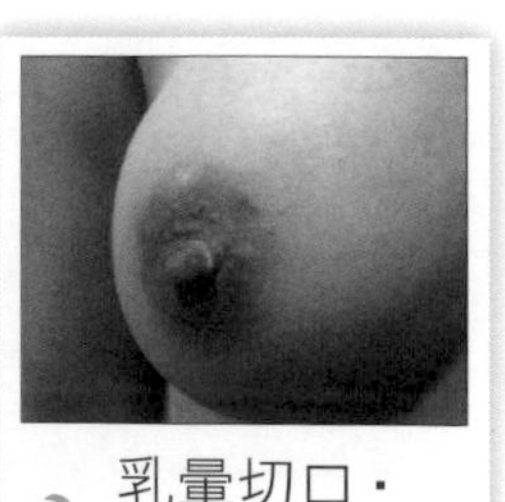
3 乳暈切口・疤痕看不見

筋膜下隆乳與肌肉下隆乳之優缺點比較表

	筋膜下隆乳術	肌肉下隆乳術
優點	1. 手術後出血量較少，瘀青腫脹程度也會較小，故術後恢復期較短。 2. 因無剝開胸大肌與肋骨緊黏之空間，故手術後疼痛感極輕，僅約傳統肌肉下隆乳之1/4 左右疼痛，術後按摩也較不易疼痛。 3. 手術後乳房不會因為胸大肌收縮作用（如：抬高手臂、提重物）而出現動態性向外上方向移位的不雅情形。 4. 乳房柔軟度與正常乳房相同，且外觀自然，幾乎看不出手術痕跡。	對扁平胸合併體型較瘦者，因覆蓋於義乳袋上的組織較多（包含肌肉），故可改善隆高成效。
缺點	對扁平胸合併體型較瘦者，因覆蓋於義乳袋上的組織較少，所以較易觸摸到義乳袋。	1. 手術後出血量較多，瘀青腫脹程度也較大，故恢復期較長。 2. 術後疼痛感較高，且按摩較疼痛。 3. 抬高手臂或提重物時，會因胸大肌的收縮作用，使乳房呈現動態性向外上方向移位的不雅現象。 4. 乳房柔軟度（觸感較 Q 硬）及美觀度（上半圓較隆凸）皆較筋膜下隆乳差一些。

讓醫師如虎添翼的輔助器

以往醫師進行果凍矽膠植入隆乳手術時，必須用手指多次推搓果凍矽膠袋，甚至需要助手合力推搓，才能將其塞入體內，此舉易提高義乳袋滲漏機會，且切口必須拉大至四～七公分才能塞入，另外因為果凍矽膠推塞時與切口多次摩擦，易使得將來切口呈現疤痕粗大、寬疤問題。有鑑於此，經本人多年苦思研究，終於成功研發「果凍矽膠義乳植入輔助器」，此突破性創新研發一舉解決過去徒手植入義乳袋所衍生出的問題，讓已臻成熟的果凍矽膠隆乳手術更趨完美。此輔助器已於二〇〇八年前獲得台灣十年專利、二〇一一年獲得美國二十年專利，國家保證，安全更有保障。

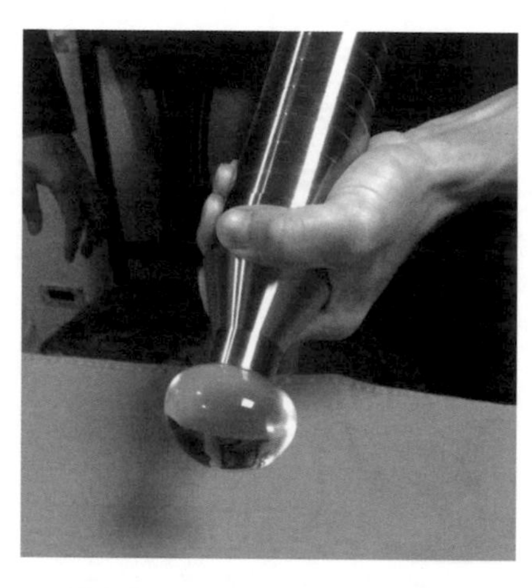

★ 經多年苦思研究，成功研發的果凍矽膠義乳植入輔助器，可解決過去徒手植入義乳袋所衍生出的問題。

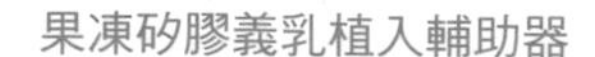

果凍矽膠義乳植入輔助器

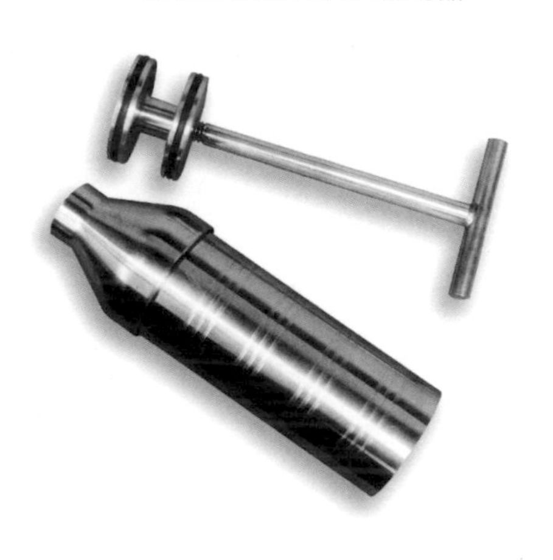

專利創新器材使用與傳統徒手植入手術方式之比較

	「果凍矽膠義乳植入輔助器」植入	徒手植入
切口及疤痕長度	三公分 勝	四～七公分
植入義乳袋時間	瞬間植入、輕易 勝	時間冗長、耗力
義乳袋滲漏機率	小 勝	手指多次用力推搓，矽膠滲漏率較大
切口疤痕	植入簡單幾無摩擦故切口疤痕細緻 勝	果凍矽膠義乳袋多次推塞摩擦切口，故疤痕易粗大

【拒絕後遺症，術後按摩很重要】

傳統隆乳手術能夠幫助女性獲得傲人美胸，但亦伴隨後遺症併發及術後留疤露餡的風險，這些問題一直讓愛美的女性又愛又怕，而最近風靡的「自體脂肪注射隆乳」，雖然以自體脂肪取代義乳袋，免去包膜攣縮與疤痕問題，但因為臨床研究未臻成熟，仍有誘發乳癌、乳房腫瘤、脂肪鈣化、阻礙乳癌偵測等種種問題之疑慮懸而未解，故美國及台灣官方皆不鼓勵民眾接受此種術後風險尚未完全確定之隆乳術。而矽膠植入隆乳手術則早已獲國內外官方認可，且已盛行六十年之久，雖有乳房變形、變硬之後遺症風險，但可以藉由術後按摩，即可將後遺症發生的機率降到最低。

只要經過事前完善評估與後遺症的全面控制預防，便是一套完美的全方位隆乳計畫。愛美女性只要再尋找合格且經驗豐富的整形外科專科醫師來啟動這完美計劃，就可讓隆乳手術杜絕風險與後遺症，安心擁有傲人美胸。

一般而言，隆乳手術後第五天起，乳房組織就會製造包膜將植入的義乳袋包裹起來，包膜會越製造越厚，乳房因此會逐漸變硬及變形。為了避免這種變硬及變形的問題發生，最好的方法就是在術後第五天起，每天做乳房按摩，來避免包膜變厚及攣縮變硬、變形，此種按摩須做三至六個月之久。

美國知名整形外科醫師（Dr. Baker.）曾統計過，隆乳術後可能發生包膜攣縮變硬的併發症機率，大約為30％，出現時間大約在手術後一至三個月期間，但這可以靠手術後儘早且持續性的正確按摩，來予以復健治療改善，讓乳房的觸感恢復至手術初期的柔軟度及自然外觀；持續按摩六個月後，發生包膜攣縮的機率會低於5～10％，所以，術後按摩對隆乳手術而言，實在是太重要了。

【術後不按摩，巨奶變石頭奶…】

一位從事業務工作的汪小姐在四年前至某家整形外科施行鹽水袋隆乳手術，術後該院僅告訴她可在家做按摩。過了一年，手術的雙乳越變越硬，就像掛了兩顆石頭在胸前，令她非常擔憂沮喪。汪小姐透過網路得知我們醫學美療中心，有南部唯一的專業術後全套復健美療按摩服務，她怯生生的撥了電話詢問：『我不是在妳們醫院做手術，也可以來做乳房按摩嗎？』得知可以後，她迫不及待的蒞院諮詢，並包下療程進行術後復健按摩。

原本被醫生宣告必須再動手術才能解決的『石頭奶』，經過醫美師連續三個月的專業按摩治療，已經漸入佳境，柔軟度及觸感都有顯著的進步，醫師判斷狀況良好，不須再動手術，讓她如獲新生、非常滿意！

根據統計，60％民眾不知道隆乳術後有可能發生併發症，一般愛美族們以為隆乳後，乳房就一定會自然、柔軟、好看，其實進行隆乳手術，不管使用哪一種義乳袋材質或手術方法，如果忽略術後復健按摩照護工作，治療等於只完成前半段；務必要搭配術後按摩，而且一定要做得紮實，這樣隆乳手術才能百分百成功。

醫學美療師 & 一般美容師照護差異

	醫學美療師照顧	一般美容師照顧
專業度	醫學美療師（具護理師及美容師雙重執照者）	美容師執照
特色	專業術後復健按摩治療 - 目的在降低美容手術併發症，延長美容醫療療效，並實現整體美目標。	一般美容按摩及護膚保養
執行地點	整形外科診所或醫院內	坊間美容院
收費	專注美容醫療配套式服務，收費與一般美容坊相當	市面上收費 標準不一
照顧期限	施行美容醫療後三至六個月	無限制
客戶反應	美容醫療必備的措施，有安全感且可賺到醫師與醫學美療師聯手執行的美容醫療全套照顧 (Total Care)	只具備護膚及一般按摩功能

隆乳術後包膜攣縮分級其治療方法

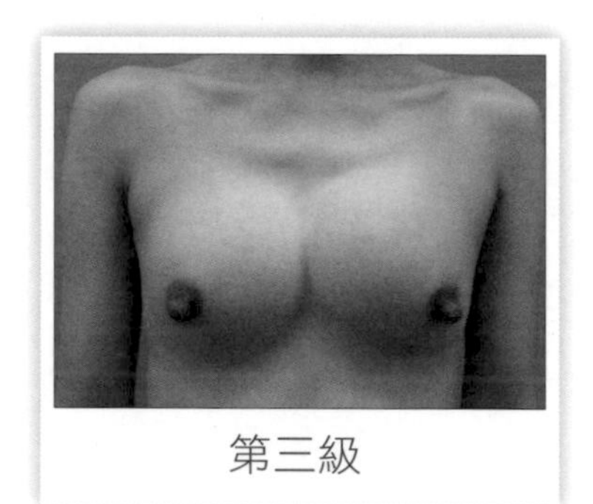

第三級

★看得到乳房輕中度變形，且較不能移動；摸得到包膜硬殼，屬中度的包膜攣縮，需更加強乳房按摩，持續做滿六個月。

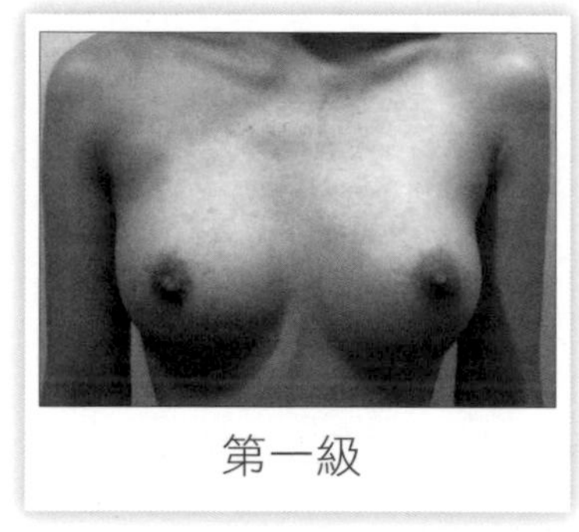

第一級

★自然、柔軟的乳房，沒有攣縮。

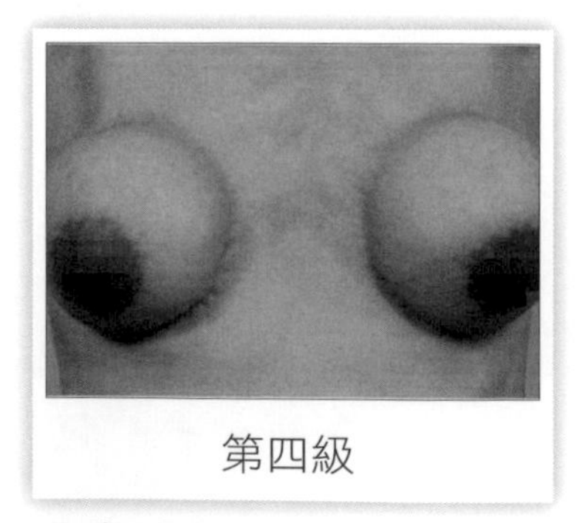

第四級

★乳房明顯扭曲變形，摸起來堅硬如石，屬重度包膜攣縮，按摩已無效，需手術才能改善。

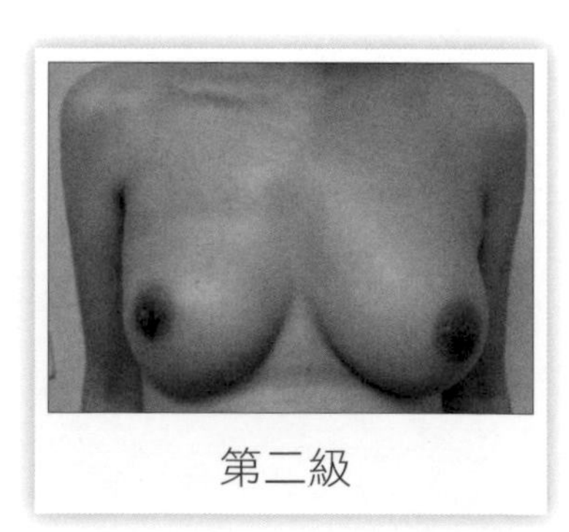

第二級

★看不到、但摸得到包膜及硬感，屬輕度包膜攣縮，可用持續乳房按摩來改善。

CLASS 05

安全抽脂術，瘦身又塑身

抽脂

台灣的夏天很炎熱，短裙、細肩帶的服裝搭配成了夏天必BUY的基本款，不管是幾歲的女性都一樣，希望自己腰肢柔軟、臀部豐圓，展現女性特有的「S」體型，但可不是人人都有條件及勇氣做這樣清涼的穿著打扮；所以夏天來臨前，正是做抽脂手術的大好時機！配合術後按摩，就不怕ㄉㄨㄞ ㄉㄨㄞ的「掰掰袖」、突出的腰腹部、粗壯的大小腿、臀部……等，跑出來見人了。

局部抽脂，可帶動減肥

針對全身肥胖者，可利用抽脂帶動減肥，達到瘦身兼塑身之佳效；因為局部抽脂後，會造成抽脂者脂肪重新移位，身體新陳代謝速度加快，增加脂肪的消耗量。

而對於局部肥胖者來說，抽脂更是一大福音，

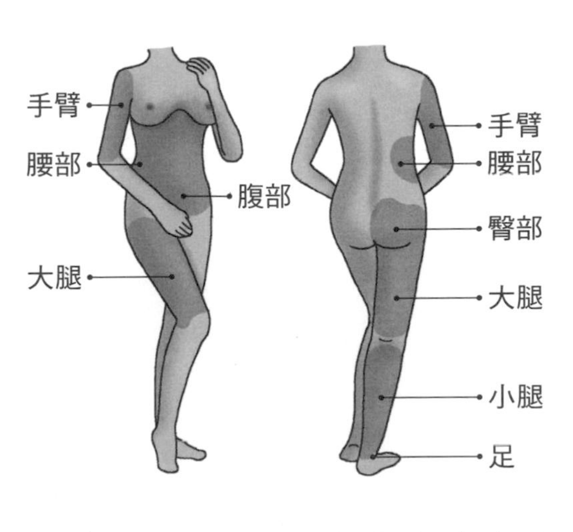

因為想瘦哪裡、就抽哪裡，讓許多容易積囤脂肪且難減的部位，像是下巴、手臂、腰部、腹部、臀部、大腿內外側……等就靠抽脂手術來達到立即身材曼妙的夢想。

【安全效高的全方位三合一抽脂術】

動力抽脂術相較於其它方式的抽脂，在各方面比較都是相對優勢的；然而這種手術方式還是要配合術前及術後的按摩才能將成效發揮到最大，也就是所謂的「全方位三合一抽脂術」，包括了：

(1)手術前一天，先利用體外脂肪雕塑機做深層脂肪的按摩使脂肪軟化。

(2)手術中以新式動力抽脂機抽脂，可增多脂肪抽取量，且降低失血量，相對的手術時間也可節省一半左右，因而可降低麻醉風險。

(3)手術後三個月內，每週二次定期接受醫學美療師的「機器＋手技」專業按摩照顧，以減少身體表面波浪紋及脂肪硬塊的產生，達到完美的抽脂效果。

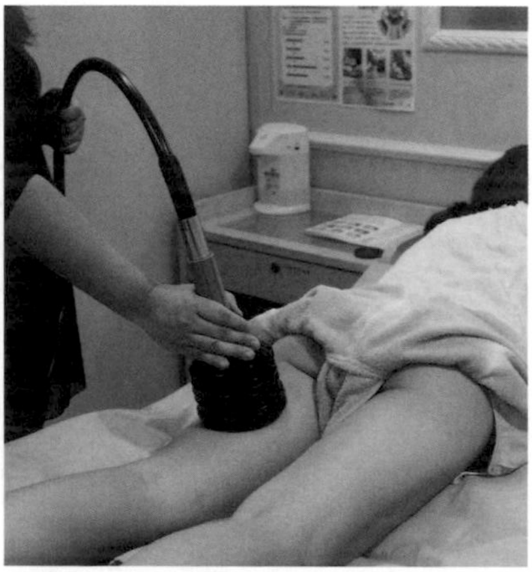

★抽脂的術前及術後皆需醫學美療師的專業按摩，才能達到完美的抽脂效果。

目前市面上的抽脂手術主要有動力抽脂、雷射溶脂及水刀抽脂，三種抽脂手術的比較如下：

抽脂手術比一比

	動力抽脂	雷射溶脂術	水刀抽脂術
手術方法	利用 1 分鐘 3 千次快速進出的抽吸管，震鬆脂肪及纖維組織，使脂肪易被取出；再利用抽脂機將脂肪吸出。採全身麻醉。	以雷射光纖插入皮下組織以溶解脂肪細胞。採局部麻醉。	以水刀抽脂儀，讓水以霧狀方式噴出，打碎脂肪組織。採全身麻醉。
適合症狀	可以應用在全身部位，包括手臂、腰腹部、大小腿、下巴…等。 勝	較適合小區域的雕塑，如臉頰、下巴；若腹腰部、大腿等大範圍局部肥胖，則溶脂效果不佳。	可應用在各部位。 勝
脂肪處理	利用真空抽吸方式直接抽出脂肪 勝	需由身體代謝排除，代謝不好者可能不易排出	利用真空抽吸方式直接抽出脂肪 勝
手術傷口	約 0.5 公分	約 0.2 公分 勝	約 0.5 公分
術後瘀腫程度及時期	瘀腫程度：明顯瘀腫時期：約一至二週 勝	瘀腫程度：明顯瘀腫時期：約二至四週	瘀腫程度：明顯瘀腫時期：約 2~3 週
術後照顧	需穿束褲（衣）三週	需以繃帶壓迫二至四週，以防腫脹。	需穿束褲（衣）一個月左右
手術費用及治療次數	手術費用：主區六萬：一次即可抽吸完全。 勝	手術費用：主區 5~8 萬：一次能溶解的量較少，需分多次治療。	手術費用：主區 8~12 萬：一次即可抽吸完全。
臨床經驗	行之有年，技術純熟，成功案例多。 勝	較新的手術方式，臨床實證較少。	更新的手術方式，臨床實證更少。

CLASS 06

頂漿腺電動抽吸及刮除術去除狐臭

去除狐臭

惱人的狐臭常令周遭的人「暫時停止呼吸」，就連日本超人氣偶像木村拓哉也曾為狐臭所苦。根據中時電子報一項針對一一〇三位網友所做「夏日除臭大作戰」問卷調查，經交叉比對後發現，有狐臭問題者占32％，其中男女比例約1：3，青年學子和上班族比率最高；最怕聞到狐臭的地方65％是在大眾運輸工具上；有75％的受訪者認為會影響人際關係；此份調查顯示，高達90％以上的狐臭患者不敢舉手、搭乘交通工具或穿無袖上衣及其他日常生活不便。受訪者解決方法約50％以擦止汗劑來改善、40％尋求各式祕方、僅10％選擇開刀手術。

狐臭主要源自於腋下皮膚的頂漿腺體過度發達且合併腋下多汗，兩者結合便會產生一股濃烈惡臭的味道，女性好發比例高於男性。雖然狐臭並不是一種影響健康的疾病，但是對現代人而言，的確會帶來許多社交上的困擾，我建議現代香妃們試試以下的方法改善狐臭問題：

1.非手術性療法：最簡單且最重要的是保持腋下的清潔衛生，甚至可以刮除或剪短腋毛以減少細菌的滋生；亦可在腋窩塗抹止汗劑，阻塞或破壞汗孔以減少汗腺分泌液，避免刺激汗腺分泌增加。另外，也要掌控個人的情緒，避免過度緊張或急躁不安導致異味增加。

2.肉毒桿菌素注射阻斷排汗術：注射肉毒桿菌素可以有效的抑制腋下頂漿腺及汗腺分泌，因而使異味的揮發受到控制。由於肉毒桿菌素的作用效期約為三～六個月，施打的時機建議在每年的四月至七月之間。藉由選對施打的季節點，可使藥效盡量發揮在最需要的夏日季節，且可減少施打治療的花費。

3.頂漿腺電動抽吸及刮除術：此法是在腋下皮膚處切開約0.5公分的兩個小口，再用電動的抽吸管插入到皮下，利用快速進出及負壓抽吸的原理將頂漿腺體抽出，之後再用刮尺刮除殘留在皮層下方之腺體，就可以達到90%左右的改善效果。手術時間只需四十～五十分鐘，因只有兩個小刀口，術後照顧簡易，恢復期快，只需七天左右就可以恢復。另外，殘留的10%腺體一般而言是聞不到的，若在與人談話的距離仍會聞到體味時，可在三個月後再做第二次電動抽吸術，就可幾乎將異味一網打盡。

雖然說狐臭的治療並無絕對的作法，端視個人的症狀及需求而定，但建議尋求合格整形外科專科醫師討論溝通並接受治療，切莫聽信坊間塗薑汁或蕃茄汁等偏方，以獲得安全又適切的療效。

【頂漿腺電動抽吸及刮除術只需局部麻醉】

首先醫師會先畫出腋下狐臭腺體的存在區域（通常與腋毛生長的區塊一致），並且為了不錯過可能散落在腋毛外圍的頂漿腺體，會將抽吸及刮除的區域再擴大一公分左右。接下來在腋下施打完麻醉劑液體後，於狐臭區域的邊緣劃開二個0.5公分的小切口，然後利用快速震盪的電動抽吸管（約0.3公分直徑細管）及負壓抽吸的原理抽吸頂漿腺體；之後，再用刮尺刮除緊粘在皮膚內層的殘留頂漿腺體。最後，在狐臭區下方切開二個小洞以引流殘水，腋下區域再用加壓性包紮以防血腫，至此完成手術。

利用電動抽吸及刮除頂漿腺的手術傷口小、恢復期比傳統手術快。一般而言，術後四十八小時複診就可拆除加壓性的包紮。之後請患者在七天內儘量勿過度施展肩膀關節活動，皮膚才能與皮下組織快速密合。

最令人滿意的就是傷口的疤痕極小而不易見到，癒合後需配合疤痕照護三～六個月，疤痕就可以恢復到舉起肩膀時也不會被人發現的地步。

附錄

美容整形

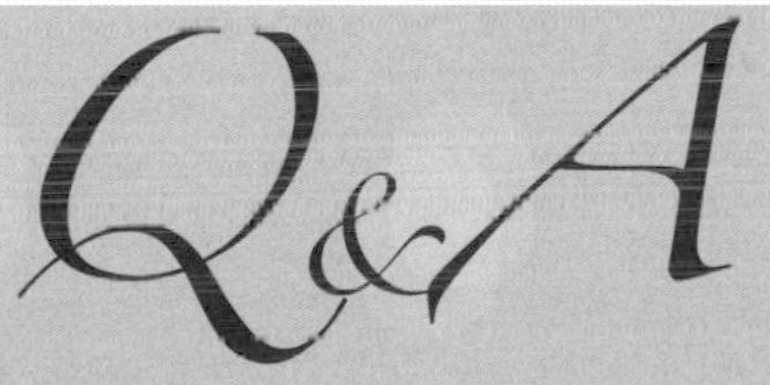

整形到底是男生多還是女生多？怎樣的收費才是合理？
有公定價嗎？要怎麼找到好醫師？有風險嗎？
相信你一定有很多問題，你的種種疑惑，就讓專業醫師來為你解答。

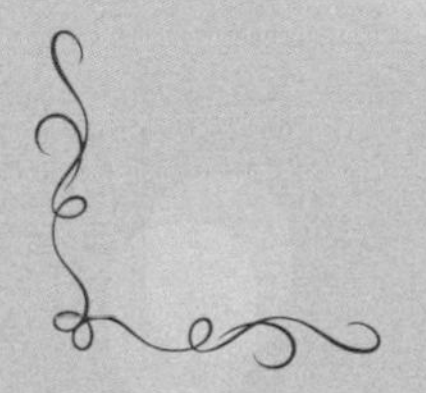

Q 想整形美容的人和他們想要之面相有何關係？

A

一、**求財：**

這是最多人求的。以命相學來說，鼻子代表財庫，男生往往會要求鼻孔變大且鼻翼肥厚；女生則會要求鼻孔變小才不會漏財。另外，有些患者會要求在印堂區的痣處理掉，這樣才不會擋財路，進而能開運。

二、**求好運：**

①眉型：例如眉毛下垂或八字眉者，可用前額拉皮「提眉術」或注射肉毒桿菌素等方法來改善。

②臉頰：消瘦表示福薄，可用豐頰術來改善。

③下巴過短、後縮：可以下巴拉長、拉出術來改善，因下巴關係著健康及晚年運勢。

④小耳垂症：表示福薄，可用脂肪或玻尿酸注射來改善，使之看起來祥和有福氣。

三、**求功名：**

通常針對臉部紋路或老態做改善。例如眉間苦紋、魚尾紋、抬頭紋之去除，點痣、老人斑之處理及眼袋去除…等等，都會使人看起來較具親和力，以上也是政壇人士常要求處理之項目。

Q 目前進行整形美容手術的男女比例為何？

A

台灣女性與男性進行美容整形之比例約為7：3，男性進行美容整形的人數逐年提升。以往大家都以為整形是女性的專利，但這幾年越來越多的男性希望能藉由整形、美容來提升自我的外觀形象，也找回男性的自信，甚至可以在職場上提升競爭力，所以近年來台灣男性開始能逐漸接受整形了，尤其是政治人物和演藝人員，更是重視自己的面子問題。男性通常希望進行的整形美容項目有眼袋手術、除痣、老人斑等。

Q 美容整形有無年齡限制？

A

美容整形確實是有年齡下限的，一般來說，在二十歲前因發育尚未完全，不宜做下列手術，包括：隆乳、抽脂、臉形改造手術等等，以免影響生長發育。但無年齡上限，只要身體健康，對外貌老醜缺失有改善需求，即便八十至九十歲以上，仍可接受美容手術的治療，美國影星玉婆伊莉莎白泰勒到晚年仍在拉皮，即為例證。

Q 整形在台灣南北有不同的收費價？有公定價嗎？

A 整形美容手術都是採自費的，過去因地區性或各家診所收費不同而讓愛美者無所適從；所以於民國九二年底台灣美容外科醫學會已訂定全國統一之收費標準參考價，就是所謂之公定價，但公定價並不等於不二價，他的收費是有一定之上下範圍的，可依醫師之資歷、經驗、醫院之設備規模、手術材質之良劣而異。但只要是整形外科或美容外科醫學會會員醫師（即具備最優質之正規軍者），收費價都會在此上下範圍之內的，以保護治療品質；相對的，無此身份者，價格可能就會自動調降至下限範圍下，以求低價拉客，但治療品質可能就會較差，即所謂一分錢一分貨，比方說收費標準參考價隆乳手術十五～二十萬、隆鼻手術四～十萬、割雙眼皮二～四萬、老化性眼皮整形三～五萬、眼袋三～五萬，若收費在這範圍內即合理，只要是全國合格的整形外科或美容外科專科醫師多會遵守此收費參考價的。

Q 美容整形項目最熱門的有哪些？

A **美容整形項目排行榜**

女 1 眼皮部位手術 2 肉毒桿菌素、玻尿酸注射除皺 3 抽脂 4 隆鼻 5 隆乳

男 1 眼袋手術 2 肉毒桿菌素、玻尿酸注射除皺 3 除老人斑及痣、贅皮 4 眉間除紋及法令紋填平 5 男性禿頭——植髮

Q 整形美容有哪些注意事項？

A 整形美容注意事項可分為三個層面來說：

①手術前應注意「安全第一」。首先要找合格之整形外科醫師才有能力做正確之善後處理。另外，若要有美麗的保障，則應進一步尋求更高階之台灣美容外科醫學會會員醫師施術。

②尋找三家合格之整形外科醫師，並且親自就診，比較醫療環境、就診醫師之說明是否詳實中肯，是否能坦誠溝通，手術費用是否合理，醫療設備是否

完善，以上種種經自我比較後，再選擇較好之一位整形外科醫師來進行手術，以求貨比三家不吃虧。

③於手術後要遵行醫師之指示行事，不要輕易道聽塗說或自作主張而變更醫囑；如果術後有任何之併發症及問題，要直接找手術之醫師處理，不要恐慌轉醫，以免影響補救時效，而徒生遺憾。

總而言之，美容整形手術最重要之考量是「安全」，找醫師時一定要「貨比三家不吃虧，心動不要馬上行動」，否則美容不成是會變成毀容的。

Q 「美容」與「整形」兩者到底有何區別？

A 美容與整形的區別在於美容手術是整形手術的一部分，而整形手術是整形美容手術及整形重建手術的總稱。整形美容手術的目的是使正常人變得更年輕、好看，而整形重建手術的目的是使不正常的人，包括其外觀及功能變為正常人，例如：臉部外傷後將臉修整回正常外觀，先天性顱顏畸形（例如：唇顎裂、小耳症等），將其重建成為正常外型；手的外傷（例如：指頭不幸被切斷），可用顯微整形重建的手術將斷指再接回去恢復正常的手指外觀及功能等等。所以整形手術是含括美容手術及重建手術的，兩者並不完全相同，這也是為什麼台灣會有台灣整形外科醫學會及台灣美容外科醫學會兩個不同醫學會存在的原因。

Q 想要美容的朋友，有哪些觀念必須先建立？

A 有兩個觀念要先建立：

一、美容手術的正確觀念。

二、美容整形的新觀念。

美容手術的正確觀念有三項：

①美容手術可使人年輕、亮麗、挽回自信、增強社會競爭力，它是積極又有正面效應的醫療行為。

②美容整形需要找有整形外科專科醫師或美容外科醫學會會員醫師執照的醫師來做手術，才會有安全及美麗的保障。

③要求做美容手術的人已普及至一般社會大眾，人人皆可能有需要且都消費的起，不再只是屬於明星或是特殊行業者。

另外，美容整形的新觀念是：在做完美容手術後，若能與整體美造型師設計結合，包括：彩妝、髮型、服飾穿著等，則美容手術的局部美，譬如隆鼻或雙眼皮，將會發酵開來，成為全身的整體美；此時，不但美容手術的美化效果會倍增，而且全身都會煥然一新，相信這才是愛美者當初想要做美容手術時心裡最大的願景。此外，整體美造型設計的加入可以使美容手術的成果跟著流行風潮走，這樣美容手術的保固效果也會更長長久久的。

Q 一個成功的美容手術，醫師是相當重要的，要如何才能找到一位可靠的美容外科醫師？

A

可靠的美容外科醫師有三個要件：那就是合格、有經驗、能坦誠溝通。所謂合格就是他必須是台灣整形外科專科醫師或是更高階的台灣美容外科醫學會的會員醫師，這可向台灣整形外科醫學會或台灣美容外科醫學會查詢即可知曉。所謂有經驗，就是有常在做您正想要去做的美容手術項目，這樣才不致因手術經驗不足，而造成手術不成功或出現後遺症。

一般而言，一位整形外科醫師在獲得整形外科專科醫師證書後通常還必須有三年以上美容手術臨床經驗，才可公認是比較有美容手術經驗的醫師，這也是為何台灣美容外科醫學會會員入會資格中申明：除具備整形外科專科醫師證書外，尚需有「三年美容手術經驗」一條款的理由。最後一個要件就是要能坦誠溝通，美的認定具有強烈的個人主觀性，對手術部位的美化需求也是因人而異，若醫師與愛美者在術前對此有明顯認定差異，而醫師又未能予主動及坦承溝通的話，則手術後容易發生對手術結果的滿意度各說各話，因而衍生醫療糾紛。所以，一個合格、有經驗、能坦誠溝通的醫師才是您所要找的可靠的美容外科醫師。

後記

醫美乎？美醫乎？

撰文／曹賜斌

三十四歲的女明星于×，二〇一四年一月中旬出面哭訴，這十多年來動過五次手術，把B奶隆成D奶，但也因此導致胸部變形，變成現在一大一小的碗公奶，甚至硬如石頭，讓她必須第六次動刀，才能恢復原本胸部的柔軟感及正常外觀。

追求更美、更好的容貌與身材是天性，但是要找誰操刀呢？選錯醫師還可能毀容傷身，甚至斷送性命！愛美的你，怎麼挑選整形專門醫師？

上網Google應該是很多人找醫師的第一步，但是網友的經驗分享，真實性又能有多少？網路文章是出於拿錢的網路寫手？還是親身體驗的真實分享？抑或是同業眼紅惡意攻擊的虛構內容？你不用再Google到眼花撩亂了，衛生福利部委託醫策會，推動國家美醫品質認證制度，只要注意「認證」，就可以找到國家掛保證的美醫診所及醫師。

衛生福利部於西元二〇一三年起，委任醫院評鑑暨醫療品質策進會（簡稱醫策會）推動國家美醫品質認證制度，卻是台灣醫美亂象整頓的開始，讓愛美者知所選擇合格的美醫（而非醫美）院所及醫師求醫。目前全台約有一千多家美容醫療院所，但目前只有三十多家認證過關（詳見醫策會官網 http://www.tjcha.org.tw）。

由政府認定經過正規美容整形醫學訓練之整形外科及皮膚科專科醫師，統稱為「美醫」專科醫師，整形外科專科醫師要經過六年的養成訓練，皮膚科專科醫師則為四年，才能成為其專科醫師。而其他各科未經美容整形訓練之醫師，則泛稱為「醫美」醫師，醫美醫師不須任何養成訓練，只要繳錢入會，即可成為該醫美醫學會會員醫師，並立即擁有該學會頒發之醫美醫師證書。

目前美醫市場因為商人財團進入，且過度競爭而出現眾多「醫美」醫師混充「美醫」醫師的現象，而廣告充斥誇大不實的亂象日趨嚴重，以致誤導愛美者誤醫因而造成毀容、傷身等醫療糾紛事件也頻頻躍上社會新聞版面。政府推動之美容醫學認證制度，可提供愛美者有整形需求時，在選擇美容醫療機構時，多了一份實用的參考依據。

愛美者花錢追求美麗與年輕之前，應冷靜地「多問問、多看看」，「貨比三家不吃虧」，就可保護自身的權益。慎選政府認證過關，擁有紅或綠標章的醫療院所就醫，才能得到安全與美麗的整形成效與保障。

走在路上，你也許跟我一樣疑惑，怎麼滿街都是醫美醫師？醫美診所的廣告比炫、比大、比誇張，但你有沒有想過，到底是「醫美」還是「美醫」呢？同樣兩個字，顛倒順序，意義大不同。

衛生福利部已於二〇一三年起正式定調及命名，正規的美容醫療應稱為美醫，而非醫美。坊間多數診所都掛上「醫美」，但他們的醫師不見得都是整形外科或皮膚科的正規軍醫師，有泌尿科醫師替人割雙眼皮，耳鼻喉科醫師幫人隆乳，或婦產科醫師幫人抽脂，因為是非正規的整形外科或皮膚科專科醫師，擔心遭到顧客質疑，索性通通冠上「醫美」醫師，以混淆視聽，而這些醫師最怕患者質詢他的真正科別身分，因為其實他沒有接受過專業的美容整形訓練，甚至沒開過刀。

「美醫」才是正規軍，整形外科專科醫師是衛生福利部頒定的正統專科醫師。要取得台灣整形外科專科醫師資格，須經過前三年的外科醫師訓練，及後三年的整形外科醫師訓練，共六年的外科訓練，再通過筆試及口試後才能取得整形外科專科醫師資格。而因為美容整形是更高階的整形技術，故取得整形外科專科醫師三年後，才可再申請甄試，過關後取得更高階的台灣美容外科醫學會會員醫師證書，如此才稱得上是正規的美容整形專科醫師。其外科醫師訓練長達九年，為台灣所有專科醫師訓練期限最長者（腦外科及心臟外科為六年，其餘皆在六年以下）。目前全台灣四萬多位醫師中，有一萬多位已轉行從事醫美，但全台正規的整形外科專科醫師僅五百多位，其中美容外科會員醫師僅只有三百多位，另皮膚科專科醫師僅一千多位，所以你還敢把父母賜給你的寶貴身體和容貌，交給非專業的醫美醫師（只要繳會費，連一天訓練都不用，就立即化身為可做美容手術之醫美醫師）把你自己當成白老鼠做實驗嗎？

醫美乎？美醫乎？以字義而論：醫美，即醫學的美容，是屬美容業；美醫，即美容的醫學，是屬醫療業。醫美是媒體創造出的通俗易懂，但錯誤的名詞，意指美容性醫療，然各大醫院之治療科別及醫學院課程內皆無此科目名稱。美醫則是衛生福利部去年起為了整頓醫美亂象，及拯救醫界危機，而出面正名之名詞，因欠媒體宣導，故知曉者偏少。所謂「名不正言不順」，辦正事「必也正名乎」，故我們是否該改口說「美醫」了呢？政府正名化之「美醫」正規軍院所，指名的是整形外科及皮膚科，此為政府認定具備正統美容整形訓練者。前者主責美容手術，後者主責非手術之光電美療，而注射式整形，則兩科皆可執行之。負責經營此兩科者多為醫師，以醫療導向為主，因多非財團或商人，故較無商業色彩。而媒體命名之「醫美」院所，則多為非整形外科及皮膚科之其他科醫者，負責經營者多為財團或商人，擅長商業行銷操作，以營利導向為主，故整容損傷案例會時有所聞，也就在所難免了。美容整形，安全第一。為求防杜美容不成變毀容，甚或傷身，喪命之美容浩劫一再發生，正視「美醫」正名，及尋找美醫正規軍院所及醫師就醫，應是當今愛美者之王道思維。

跋

願人人都能走向內外皆美的幸福之路

撰文／曹賜斌、胡宗鳳

「整形」從「整心」做起，從內心面思考——愛美者首先若能改變心態與思維，天天微笑則顏俏，心美，容貌自然就美。在整形之前，應先了解自我整形的真正需求，而非盲目跟隨流行，或追求他人的外在觀感，透過外在美結合內在美，展現內外皆美之自信美。若由外貌面思考，應先「整」外貌的「形」，透過外貌亮麗、年輕化的整形改變，可將因外型老醜而產生的自卑、消極心境，藉諸「相由心生，命由心改」的轉念，轉成自信、樂觀、積極的正向心境，從而促成間接改運的良景。

身為整形醫師不應只是提供愛美者外貌整形的服務，也應兼顧促成愛美者內在的整心願景。坊間一般的整形書籍，多半都是以整形美容的概論介紹，或以藝人、明星的整形故事為主，鮮少探究整形者想整形的心境及原由，所以更難得知整形者背後的真正問題。而整形的醫療糾紛與傷害之所以層出不窮，就在於人們未加詳察整形是否有同步整心、能否解決其背後真正問題所致。

書裡的十八篇故事中沒有過多艱澀的醫學名詞，有的只是搭配醫師的專業叮嚀、整形Q＆A的解惑及相關精選出的整形整心文章，讓大家在輕鬆有趣的閱讀中，更能獲取整形與整心的完整資訊，且有更全盤的了解。我們希望從真人實事的整形與整心故事鋪述出發，讓大家獲取到的不只是整形的知識，它更是一本心靈書，讓大家看到的是更多不同的整形心境，

「整形」，不應只是單純追求外貌的美，也應要具備正確的整容心態；關鍵即是『美容』之外，更要『美心』。當每個人都對整形有了更透徹的了解時，相信透過整形，能有助增進自信，提昇自我價值，我們衷心盼望人人都能走向內外皆美的幸福之路。

國家圖書館出版品預行編目 (CIP) 資料

整形 整心 / 曹賜斌, 胡宗鳳合著 . -- 第一版 .
-- 臺北市 : 文經社, 2014.08　面；　公分 . --
(家庭文庫 ; C226)
ISBN 978-957-663-726-1(平裝)
1. 整形外科 2. 美容手術 3. 個案研究
416.48　　103012522

文經社

文經社網址 http://www.cosmax.com.tw/
www.facebook.com/cosmax.co 或「博客來網路書店」查詢文經社

文經家庭文庫 C226
整形 整心

著作人　曹賜斌、胡宗鳳
發行人　趙元美
社長　吳榮斌
企劃編輯　黃佳燕
美術編輯　C.J
封面設計　龔貞亦
出版者　文經出版社有限公司
登記證　新聞局局版台業字第 2424 號

總社. 編輯部
社址　10485 台北市建國北路二段 66 號 11 樓之一
電話　(02)2517-6688
傳真　(02)2515-3368
E-mail　cosmax.pub@msa.hinet.net

業務部
地址　24158 新北市三重區光復路一段 61 巷 27 號 11 樓 A（鴻運大樓）
電話　(02)2278-3158. 2278-2563
傳真　(02)2278-3168
E-mail　cosmax27@ms76.hinet.net
郵撥帳號　05088806 文經出版社有限公司

法律顧問　鄭玉燦律師 (02)2915-5229

定價　新台幣 280 元
發行日　2014 年 9 月　第一版 第 1 刷

Print in Taiwan